MPR出版物链码使用说明

本书中凡文字下方带有链码图标"━━"的地方,均可通过"泛媒关联"的"扫一扫"功能,扫描链码获得对应的多媒体内容。
您可以通过扫描下方的二维码下载"泛媒关联"APP

围手术期护理学丛书　彭俊生　兰平　主编

GENERAL SURGERY
普通外科

彭俊生　李海燕　主编

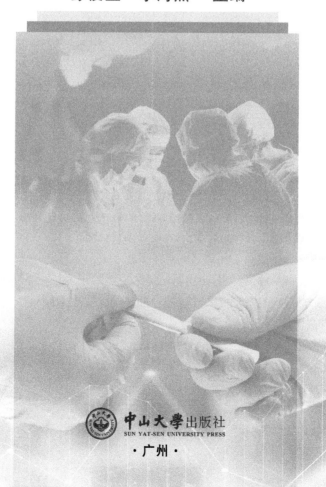

中山大学出版社
·广州·

版权所有　翻印必究

图书在版编目（CIP）数据

普通外科 / 彭俊生，李海燕主编 . —广州：中山大学出版社，2022.12
（围手术期护理学丛书 / 彭俊生，兰平主编）
ISBN 978-7-306-07517-8

Ⅰ.①普… Ⅱ.①彭…②李… Ⅲ.①外科手术—围手术期—外科护理 Ⅳ.① R473.6

中国版本图书馆 CIP 数据核字（2022）第 067528 号

出 版 人：	王天琪
策划编辑：	谢贞静　李　文
责任编辑：	谢贞静
封面设计：	曾　斌
责任校对：	袁双艳
责任技编：	靳晓虹
出版发行：	中山大学出版社
电　　话：	编辑部 020-84110776，84113349，84111997，84110779，84111946
	发行部 020-84111998，84111981，84111160
地　　址：	广州市新港西路 135 号
邮　　编：	510275　　传　真：020-84036565
网　　址：	http://www.zsup.com.cn　E-mail: zdcbs@mail.sysu.edu.cn
印 刷 者：	广东虎彩云印刷有限公司
规　　格：	787mm×1092mm　1/16　17.5 印张　380 千字
版次印次：	2022 年 12 月第 1 版　2022 年 12 月第 1 次印刷
定　　价：	78.00 元

如发现本书因印装质量影响阅读，请与出版社发行部联系调换

本书编委会

主　编： 李海燕　彭俊生

副主编： 邓颖辉　粟　霞　李　华　吴　霞

编　委（按姓氏拼音排序）：

陈　佩	陈　瑛	邓德庆	高　莉
高海杰	胡绵芮	黄淑霞	林艺萍
刘龄嶺	刘梦醒	罗舒平	彭　琳
石谋富	唐雅琳	万美代	王黎娇
王婉甄	吴奕娜	伍丹丹	闫秋萍
余泽秋	张珺研	张思琪	郑筱暄
周怡蓉	邹婷婷		

序

护理的内涵非常丰富，在专科发展越来越细、对健康需求日益增长的背景下，护理的发展不仅要为了专科化而向深度发展，同时也要为满足人们日益增长的健康需求向广度发展。在新医学发展的背景下，中山大学附属第六医院全体医护人员把学习、积累的宝贵护理经验经过沉淀和提炼，并借助先进的电子化、网络化优势，编辑成书。

本书主要内容是普外科常见疾病的护理，受众面很广，是外科护理学的基础。其特点在于，应用全程护理理念，含院前护理、围手术期护理、延续性护理等内容；形式上，包括文字、图片及视频，方便护理人员使用；专业上，有常规护理要点、ERAS 理念、专科护理知识；结构上，用表格化方式展示内容，条理清晰，思路明确。本书的以上特点既方便读者阅读本书，也使本书更具推广价值，为我们以后进一步的学习拓展提供很多启示和借鉴。

时代在前进，医学在进步，专业在发展，作为专业护理人员也应该与时俱进，提升护理水平。本书为我们做好护理工作提供了良好的助力，有助于我们更好地实现"以维护人民健康为己任"的使命。

中山大学附属第一医院

2022 年 5 月 10 日

前 言

随着疾病诊断专科化和手术专科化的发展，对手术护理的专科化要求也愈发精细，对围手术期护理的指导也逐渐朝专业化方向发展。目前，学术界针对普外科围手术期护理的研究和专著不多，中山大学附属第六医院全体医护人员以患者为中心，竭诚为患者提供科学严谨、温馨细致的护理服务，同时在临床护理工作过程中严于管理、勤于总结，整理出一系列针对普外科手术体系的护理经验，最终疏通脉络、汇集众智编辑成本书。

本书共十章，内容涵盖普外科主要的手术类别；每章有四节，首先对每一类普外科手术围手术期护理进行概述，再从心理护理、术前护理、术中护理、术后护理和出院指导等几个方面进行详解，运用精炼的理论要点、丰富的图片诠释和直观的教学视频条分缕析，便于临床护理人员随时随地学习掌握和实践运用。

护理学是在实践中不断完善的，本书旨在为临床护理人员提供全面、实用的临床指导。本书若有不当或不完善之处，敬请各位同行批评指正！

2022 年 5 月

目　录

第一章　甲状腺癌围手术期护理 ······ 1
第一节　甲状腺解剖生理概述 ······ 1
第二节　甲状腺癌 ······ 2
第三节　甲状腺癌围手术期护理要点 ······ 5
第四节　出院指导 ······ 31

第二章　乳腺癌围手术期护理 ······ 33
第一节　乳房解剖生理概述 ······ 33
第二节　乳腺癌 ······ 37
第三节　乳腺癌围手术期护理要点 ······ 49
第四节　出院指导 ······ 65

第三章　食管癌围手术期护理 ······ 68
第一节　食管解剖生理概述 ······ 68
第二节　食管癌 ······ 70
第三节　食管癌围手术期护理要点 ······ 74
第四节　出院指导 ······ 89

第四章　胃癌围手术期护理 ······ 94
第一节　胃解剖生理概述 ······ 94
第二节　胃癌 ······ 96
第三节　胃癌围手术期护理要点 ······ 100
第四节　出院指导 ······ 118

第五章　结肠癌围手术期护理 ······ 121
第一节　乙状结肠解剖生理概述 ······ 121
第二节　结肠癌 ······ 123
第三节　结肠癌围手术期护理要点 ······ 127

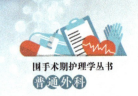

| 第四节 | 出院指导 | 139 |

第六章 直肠癌围手术期护理 … 141
第一节	直肠解剖生理概述	141
第二节	直肠癌	143
第三节	直肠癌围手术期护理要点	149
第四节	出院指导	161

第七章 复杂性肛瘘围手术期护理 … 165
第一节	肛管解剖生理概要	165
第二节	复杂性肛瘘	166
第三节	复杂性肛瘘围手术期护理要点	169
第四节	出院指导	180

第八章 肝癌围手术期护理 … 185
第一节	肝解剖生理概述	185
第二节	肝癌	189
第三节	肝癌围手术期护理要点	194
第四节	出院指导	212

第九章 胆管结石围手术期护理 … 214
第一节	胆管解剖生理概述	214
第二节	胆管结石	215
第三节	胆管结石围手术期护理要点	218
第四节	出院指导	229

第十章 胰腺癌围手术期护理 … 231
第一节	胰腺解剖生理概述	231
第二节	胰腺癌	233
第三节	胰腺癌围手术期护理要点	236
第四节	出院指导	248

附件 … 250

参考文献 … 266

第一章 甲状腺癌围手术期护理

第一节 甲状腺解剖生理概述

一、甲状腺的解剖概要

甲状腺呈棕红色，位于下颈部的前部，对应于第 5 颈椎至第 1 胸椎之前的区域。甲状腺位于颈肾筋膜气管前层形成的鞘内，包括左叶和右叶，两叶之间由一狭窄的、位于中央的峡部相联系。甲状腺通常重 25 g，但其重量存在变化，女性的甲状腺稍重，在月经期和妊娠期时腺体增大。甲状腺大小的判断对于临床评估和处理甲状腺疾病有重要意义。甲状腺由内、外两层被膜包裹，手术区域在此两层被膜之间，为保护甲状旁腺和喉返神经，应紧贴固有被膜将其逐一分离。甲状腺的血供非常丰富，主要源自甲状腺上动脉（颈外动脉的分支）和甲状腺下动脉（锁骨下动脉的分支），偶有源自甲状腺最下动脉。甲状腺内淋巴管网极为丰富，逐渐向甲状腺包膜下集中，形成集合管，然后伴行或不伴行周围静脉引出甲状腺，汇入颈部淋巴结。喉返神经来自迷走神经，行走在气管、食管之间的沟内，穿行在甲状腺下动脉的分支间隙（图 1-1）。

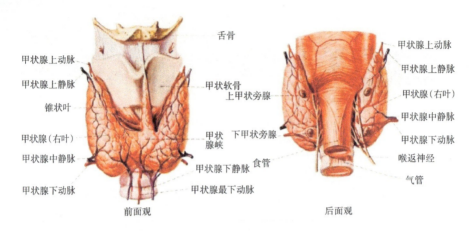

图 1-1 甲状腺及甲状旁腺

图片引自 Susan Standring 主编的《格氏解剖学》第 41 版，山东科技出版社 2017 年出版。

二、甲状腺的生理概要

甲状腺是人体最大的内分泌腺体，而内分泌系统与神经系统联系紧密，两者合称为两大生物信息系统。甲状腺受到刺激后分泌甲状腺激素，作用于人体相应器官而发挥生理效应。甲状腺实质主要由许多甲状腺滤泡组成。滤泡上皮细胞有合成、贮存和分泌甲状腺激素的功能。甲状腺激素的主要作用是促进机体新陈代谢，维持机体的正常生长发育，对于骨骼和神经系统的发育有较大的影响。

第二节 甲状腺癌

甲状腺癌（thyroid carcinoma）是最常见的甲状腺恶性肿瘤，约占全身恶性肿瘤的 1%，近年来发病率呈上升趋势。

一、病因

甲状腺癌的病因尚未明确，目前认为可能与癌基因、生长因子、碘摄入情况、电离辐射、性别、遗传等因素的影响有关。

甲状腺癌的病理分型见表 1-1。

表 1-1　甲状腺癌的病理分型

病理分型		好发人群	比例	恶性程度
分化型甲状腺癌	乳头状癌	成人（30～45岁女性）	60%	较低
		儿童	100%	
	滤泡状腺癌	中年人（50岁左右）	20%	中度
未分化癌		老年人（70岁左右）	15%	高度
髓样癌		成人	7%	中度

二、临床表现

甲状腺癌的临床表现见表 1-2。

表 1-2　甲状腺癌的临床表现

病程进展	临床表现
单纯肿块	发现肿块
压迫气管	呼吸障碍
侵犯气管	呼吸困难和咯血
压迫或浸润食管	吞咽障碍
侵犯喉返神经	声音嘶哑
压迫交感神经	霍纳（Horner）综合征：瞳孔缩小、眼睑下垂、眼球内陷
侵犯颈丛	耳、枕、肩部疼痛
病理：髓样癌	腹泻、面部潮红和多汗等类癌综合征或内分泌失调表现

三、诊断

本病的诊断主要根据临床表现，若甲状腺肿块质硬、固定，颈淋巴结肿大，或有压迫症状者，或存在多年的甲状腺肿块，在短期内迅速增大者，均应怀疑为甲状腺癌。本病应注意与慢性淋巴细胞性甲状腺炎相鉴别，细针穿刺细胞学检查可帮助诊断。

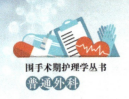

四、辅助检查与检验

（一）细针穿刺细胞学检查

方法：将细针自 2～3 个不同方向穿刺结节并抽吸、涂片。

（二）血清降钙素测定

血清降钙素测定有助于诊断髓样癌。

（三）B 超

B 超可区分结节的实体性或囊肿性，结节若为实体性并呈不规则反射，则恶性可能大。

（四）X 线

若甲状腺部位出现细小的絮状钙化影，可能为癌组织。

（五）放射性核素扫描

甲状腺癌的放射性 ^{131}I 或 ^{99m}Tc 扫描多提示为冷结节，边缘一般较模糊。

五、治疗

除未分化癌以外，手术是各型甲状腺癌的基本治疗方法，并辅助应用放射性核素治疗、内分泌治疗及外照射治疗等。

（一）手术治疗

手术是治疗甲状腺癌的重要手段之一。根据肿瘤的病理类型和侵犯范围的不同，其方法也不同。甲状腺癌的手术治疗包括甲状腺本身的切除及颈淋巴结清扫。颈淋巴结清扫的最小范围为中央区颈淋巴结（Ⅵ区）清扫。理想的手术方式应是依据每一位患者的具体病况，充分评估淋巴结转移范围，行择区性颈淋巴结清扫术，即个体化手术原则（表 1-3）。

表1-3 甲状腺癌手术指征

	甲状腺全切或近全切		腺叶全切
有以下任何1条指征	（1）颈部有放射史。 （2）已有远处转移。 （3）双侧癌结节。 （4）有甲状腺外侵犯。 （5）肿块直径大于4cm。 （6）不良病理类型：高细胞型、柱状细胞型、弥漫硬化型、岛状细胞或分化程度低的变型。 （7）双侧颈部多发淋巴结转移	满足以下所有指征	（1）无颈部放射史。 （2）无远处转移。 （3）无甲状腺外侵犯。 （4）无其他不良病理类型。 （5）肿块直径小于1cm

注：良性病变腺叶切除术后病理证实为分化型甲状腺癌者，若切缘阴性，对侧正常，肿块直径小于1cm，可观察；否则须再行手术。

（二）放射性核素治疗

甲状腺组织和分化型甲状腺癌细胞具有摄取 ^{131}I 的功能，利用 ^{131}I 发射出的β射线的电离辐射生物效应作用，可破坏残余甲状腺组织和癌细胞，从而达到治疗目的。

（三）内分泌治疗

甲状腺癌做次全或全切除者应终身服用甲状腺素片或左甲状腺素片，以预防甲状腺功能减退及抑制TSH分泌。

（四）外照射治疗

外照射治疗主要用于未分化型甲状腺癌。

第三节 甲状腺癌围手术期护理要点

一、心理护理

（一）评估

使用心理评估量表进行评估，根据评分提出相应护理诊断及护理措施（附图1）。

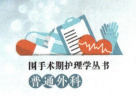

（二）护理诊断

（1）焦虑、抑郁与恐惧：与担心手术、疼痛、疾病预后等因素有关。

（2）睡眠剥夺：与焦虑、抑郁、癌痛等有关。

（3）食欲减退：与疾病有关。

（4）知识缺乏：缺乏癌症相关知识。

（5）角色紊乱：与疾病造成角色职责丧失有关。

（6）自杀的危险（有自我伤害的危险）：与癌症引起的无助、孤独和绝望的感觉有关。

（7）对死亡的焦虑。

（三）护理措施

（1）介绍治疗成功案例，增强患者信心，激发其对生活的热情与希望；告知不良情绪对健康的影响。成功治疗案例的介绍可增强患者信心，有助于患者减轻痛苦，缓解焦虑、抑郁及恐惧等不良心理情绪；告知患者不良情绪会增加心理痛苦，影响疾病预后。

（2）音乐疗法：每天2～3次，每次15 min，选用舒缓、悠扬、浪漫、安静、柔和的曲目（如西方古典音乐、东方传统曲目等）。音乐疗法能通过音乐的频率、节奏和有规律的声波震动引起人体组织细胞发生和谐共振现象，这种共振会直接影响脑电波、心率、呼吸节律等；音乐声波的频率和声压能使患者精神和身体得到放松，在音乐疗法过程中唾液免疫球蛋白增加、皮质醇水平下降，有助于消除患者焦虑、抑郁、恐惧、紧张等不良情绪。

（3）运动疗法：

A. 运动前评估：有淋巴水肿、骨关节炎、骨质疏松、周围型神经病变、肺切除史、造口术后、心血管疾病风险、冠心病、严重疲乏、严重营养障碍者，由专业人员（康复科医师）进行评估并制订运动计划。

B. 运动项目。

a. 有氧运动：①轻度有氧运动（呼吸平稳，与平时相比无改变）；②中度有氧运动（呼吸不平稳，能说话但不能唱歌）；③剧烈运动（说话断断续续，但能保持呼吸）。

b. 无氧运动：给予患者无氧运动的相关宣教，运动频率为2～3次/周，运动间隙应充分休息，强度为每次2～3组，每组10～15次；适应以上强度时，依据患者自身情况可考虑增加强度。每组训练和运动之间有2～3 min的休息时间。

运动疗法是一种具体的行为治疗方法，通过适当强度的体育锻炼，可改善身体机能，从而获得良好的心理效应，降低焦虑、抑郁等不良情绪的程度。有氧运动能帮助患者分散对自身疾病的过度关注；有氧运动时人体吸入的氧气可比平常多十几倍，充足的氧气能使体内血红蛋白量增多，增强机体免疫力；有氧运动能提高大脑皮层、心肺系统的机能，促进中枢神经系统保持活力，增加体内抗衰老物质（如超氧化物歧化酶）的分泌；运动过程中释放的多巴胺、内啡肽等化学成分可使人身心愉悦，增加与他人的社会交往，提高适应能力和人际交往能力，使不良情绪得到合理发泄。无氧运动是指人体肌肉在缺氧供能代谢状态下进行的高速剧烈运动，可提高肌肉的力量和耐力，维持骨密度。

（4）药物治疗：适用于认知行为治疗效果不佳的患者。抗焦虑抑郁药物治疗前，应先考虑认知行为治疗等心理治疗手段，效果不佳再使用药物治疗。①常用抗抑郁药物：草酸艾司西酞普兰，与抑制中枢神经系统神经元对5-羟色胺的再摄取，从而增强中枢5-羟色胺能神经的功能有关；米氮平，增强中枢去甲肾上腺素和5-羟色胺活性，可能是中枢突触前抑制性 α_2 肾上腺素受体拮抗剂。②常用的抗焦虑药物：度洛西汀，增强中枢去甲肾上腺素和5-羟色胺活性，可能是中枢突触前抑制性 α_2 肾上腺素受体拮抗剂；普瑞巴林，与中枢神经系统中 α_2-δ 位点有高度亲和力，通过调节钙通道功能来减少神经递质释放。

（5）创造睡眠环境：病房温度应维持在 18～22 ℃，相对湿度应保持在 50%～60%，环境温湿度适宜可使机体放松，情绪平稳；光线宜暗不宜亮，明亮的环境会刺激视觉神经，抑制褪黑素分泌，降低睡眠质量；使用白噪声机器，白噪声以一种连续共振的单调声音抑制来自外部环境的干扰声音，具舒缓作用，可以减少由环境噪声多变导致的觉醒；限制夜间使用电脑、手机和平板电脑及限制其他刺激（如电视、大声的音乐），睡前使用电子设备，多样的资讯与屏幕的光线会刺激视觉、听觉感官，兴奋大脑皮质，减少睡眠欲望。

（6）调整生活方式：建立规律的昼夜节律，18～64 岁每日睡眠时间推荐 7～9 h，65 岁以上推荐 7～8 h，于夜间 10—11 时入睡；尊重及鼓励患者维持其熟悉的睡眠模式，规律的昼夜节律系统可增加夜间睡眠动力，尤其夜间后半段睡眠的驱动，以帮助保持睡眠直至正常起床；若睡眠时间长期不足，可导致机体易激惹、疲乏、烦躁不安，生物钟紊乱，不易入睡；减少日间小睡，日间小睡时间宜 20～30 min，午睡时间过长可能产生睡眠惯性，导致觉醒后警觉性和认知能力下降，至夜间大脑皮质逐渐兴奋，不易入睡；睡前 4～6 h 避免兴奋性物质（如抽烟、喝浓茶或咖啡等）摄入，咖啡因是中枢和周围神经系统腺苷受体的强效拮抗剂，可刺激兴奋性神经递质的释放，尼古丁作用于烟碱型乙酰胆碱受体，可增加脑中多巴胺的产生及肾上腺素的释放，兴奋机体，降低睡眠效率，增加夜间清醒时间。

（7）增加身体舒适感：如睡前泡脚，水温 38～42 ℃，20～30 min，水量应淹没脚踝上 10～15 cm（老年人、心血管病患者、糖尿病患者或末梢感觉障碍者不

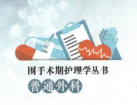

宜泡脚）。人体足部有丰富的神经末梢和毛细血管，温热刺激对大脑皮层起抑制作用，促使人体处于安静状态；同时有助于改善循环，降低腿部肿胀感。

（8）避免睡眠中断（对于住院患者）：避免在夜间进行护理操作；患者休息时限制探视。睡眠状态若被迫中断会刺激感官系统，兴奋神经导致睡眠节律改变，使睡眠周期缩短并从N1—REM期从头循环，增加二次入睡难度。

（9）常用安眠药：①苯二氮䓬类。例如：地西泮，作用于苯二氮䓬受体，增强受体与抑制性神经递质结合，抑制和阻断神经系统觉醒反应；艾司唑仑，可明显缩短或取消非快速眼动（non-rapid eye movement，NREM）睡眠第四期，阻滞神经系统的兴奋性；阿普唑仑，加强中枢抑制性神经递质与受体结合，降低神经元兴奋性，产生肌肉放松、镇静、催眠的作用；酒石酸唑吡坦片（思诺思），缩短入睡所需时间，减少夜间醒来次数，增加总的睡眠持续时间［延长Ⅱ期睡眠和深睡眠（Ⅲ期和Ⅳ期睡眠）］，改善睡眠质量。②巴比妥类。如苯巴比妥、戊巴比妥，抑制上行神经激活系统，使大脑皮层细胞兴奋性下降，缩短入睡潜伏期及快速眼动期。

（10）鼓励患者家属与患者同桌就餐，倾听并支持患者；告知患者及其家属食欲减退是疾病发展的自然过程，不试图强迫患者进食。患者家属与患者共同就餐对患者有社交益处；与关注总能量摄入相比，应更关注品尝食物的快乐。过度强迫患者进食可能导致患者恶心、呕吐感加重，痛苦增加，逃避与家属互动。

（11）指导患者少量多餐饮食，加快胃排空速度，缓解腹胀。

（12）营养风险筛查（nutritional risk screeing，NRS）2002评分大于3分者由专业人员（营养师）进行评估并制订饮食计划。经营养师膳食咨询介入后，患者功能状态、生存质量均有改善；在放疗后3个月时进行膳食咨询仍有获益。

（13）药物：①醋酸甲地孕酮。醋酸甲地孕酮分散片为半合成孕激素衍生物，作用于雌激素受体，对激素依赖性肿瘤有一定的抑制作用，还可拮抗糖皮质激素受体，干扰类固醇激素受体与细胞生长分化，调节蛋白间的相互作用，促进人体合成代谢，有效改善厌食症状，增加食欲与体重。②甲氧氯普胺。为多巴胺受体拮抗剂，能促进食道至近端小肠平滑肌运动，加速胃排空。③伊托必利。具多巴胺D2受体阻滞和乙酰胆碱酯酶抑制的双重作用，通过刺激内源性乙酰胆碱释放并抑制其水解而增强胃与十二指肠运动，促进胃排空，并具有中度镇吐作用。

（14）提供疾病相关知识，告知患者随着医疗技术进步，癌症只是慢性病，而不是不治之症。通过疾病过程、相关知识的讲解减轻患者对癌症的焦虑，纠正部分患者"得了癌症就会很快死亡"的错误观点，从而提高治疗依从性。

（15）倾听患者需求，指导患者家属多与患者沟通及多陪伴患者，共同帮助患者接受其健康状况。与家人的沟通及家人的陪伴能让患者感受到亲友的支持，家人也能及时了解患者想法，帮助其尽快适应"患者"的角色，配合治疗。

（16）与患者家属协同鼓励患者，恢复其自信心，让其做能力所及的事情。过度地协助患者，易使患者角色行为强化，产生依赖及消极心理，缺乏抵御疾病的信心，进而降低患者自身免疫力，不利于疾病治疗。

（17）对于有自杀倾向的患者，应紧急送至急诊或精神科给予相应的管理及药物治疗。抑郁症的病因至今未明确，可能与脑内 5-羟色胺功能障碍有关。抑郁症患者可出现幻觉、妄想等精神症状，因此抑郁症尤其是合并有自杀倾向的患者应由精神科医生会诊，予以抗精神药物治疗。

（18）与患者交谈，鼓励患者说出心里的担忧与对痛苦、死亡的理解；教会患者合理处理对死亡的恐惧及控制情绪的技巧（如深呼吸、转移注意力等），增强战胜疾病的勇气，使患者尽快进入接受期，坦然面对癌症这一事实，减轻对死亡的恐惧与焦虑。

（19）鼓励患者讲述生活中的故事、分享患病经历或回忆等，使患者获得尊严感，降低对死亡的恐惧。

二、术前护理

（一）体格检查

体格检查：检查甲状腺是否对称、大小情况、有无压痛、是否有肿块。

（二）术前营养评估

（1）所有新入院患者使用附表 1 进行营养风险筛查。

（2）评分＜3 分者，每周重复筛查。

（3）评分≥3 分者，由营养师/营养专科护士进行营养评定（诊断）。

（4）诊断为营养不良或存在以下情况之一的患者须由营养师进行营养干预：①3～6 个月内无意识体重降低超过 5%～10%；②体重指数（body mass index，BMI）＜18.5 kg/m^2（＜70 岁）或 BMI＜20 kg/m^2（＞70 岁）且合并一般状况差；③摄入量≤50% 的能量需求（＞1 周）。

（三）护理措施

1. 营养教育与膳食指导（贯穿恶性肿瘤诊疗全过程）

强调营养支持的重要性，定期监测 BMI、握力、白蛋白等营养指标，评估患者对营养素的需求，并提出营养建议，食欲不佳者可少食多餐；接受放化疗者宜饮食清淡、均衡，营造舒适愉快的用餐环境，细嚼慢咽，保证充足的进餐时间。荷瘤导致的应激状态和肿瘤组织的不断增殖，使肿瘤患者常有代谢异常，其被列入营养不

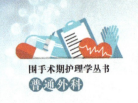

良的高危人群。营养不良和营养失调是约22%的肿瘤患者的直接死亡原因。肿瘤患者因营养不良，血浆白蛋白水平下降，对化疗药物的吸收、分布、代谢、排泄发生改变，导致化疗药物毒性作用增加，机体耐受性下降，抗肿瘤治疗效果降低。

2. 各类营养素

（1）能量。营养素是指对于人体生长、发育、生殖和维持身体健康必不可少的物质，传统上分为水、蛋白质、脂肪、碳水化合物、维生素、矿物质、膳食纤维七类。肿瘤本身就是一种消耗性疾病，大部分患者因营养摄入不足可起慢性营养不良，故应给予充足的能量。能量评估包括静息能量消耗（resting energy expenditure，REE）、体力活动、食物特殊动力效应。成人能量消耗量为三者之和。针对无法进行个体化评估的患者，推荐能量为：卧床患者25～30 kcal/（kg·d），轻体力活动患者30～35 kcal/（kg·d）。计算每日目标能量需求：每日目标能量推荐量 = 理想体重［理想体重 = 身高（cm）-105］kg×（25～30）kcal/（kg·d）。若A患者身高165 cm，按30 kcal/（kg·d）计算每日目标能量：60 kg×30 kcal/（kg·d）=1800 kcal。预计围手术期不能进食超过5～7天的患者，术前给予口服营养补充（oral nutritional supplement，ONS），可增加能量摄入，改善营养状况，有助于术后康复，减少术后并发症。围手术期患者除日常饮食外，建议添加口服营养补充剂400～600 kcal/d。

（2）蛋白质。蛋白类食物是营养素的重要来源，其除了含有蛋白质外，还含有B族维生素（如烟酸、维生素B_{12}、维生素B_6、核黄素）、硒、胆碱、磷、锌、铜、维生素D和维生素E。蛋白质既是构成和修复组织的原材料，同时也参与机体调节，如酶、激素、免疫球蛋白的平衡，还能提供能量。不同蛋白类食物提供的营养素也有区别。例如，畜肉类可提供大量的锌，而禽肉类能提供大量烟酸。畜肉类、禽肉类和海产品提供的血红素铁比植物提供的非血红素铁有更高的生物利用度。血红素铁对儿童、备孕妇女和孕妇尤其重要。海产品除了能提供ω-3多不饱和脂肪酸［包括二十碳五烯酸（docosahexaenoic acid，EPA）、二十二碳六烯酸（eicosapontaenoic acid，DHA）］之外，还可提供大量维生素B_{12}、维生素D。蛋类能提供大量胆碱，坚果与籽类能提供大量维生素E。豆制品和豆类是铜、锰和铁的来源。推荐每日蛋白质摄入量为1～1.5 g/kg，占每日总能量的15%～20%。上述A患者按1.5 g/（kg·d）计算，每日蛋白质摄入量：60 kg×1.5 g/（kg·d）×1 d=90 g。推荐膳食来源：鱼、家禽、瘦红肉、鸡蛋、低脂乳制品、坚果、坚果酱、干豆、豌豆、扁豆和大豆食品。尽量少食用加工肉制品。

（3）脂肪。脂肪和油类由脂肪酸构成，能为身体提供大量的能量。机体分解脂肪，并将它用于存储能量、阻断身体内部组织的热量流失及通过血液输送某些类型的维生素。动物性和植物性食物中都含有脂肪。它们可以提供能量和协助脂溶性维生素 A、维生素 D、维生素 E 及维生素 K 的吸收，有些还是两种必需脂肪酸——亚油酸和 α-亚麻酸的良好来源。所有的食物脂肪是由多不饱和脂肪酸、单不饱和脂肪酸及饱和脂肪酸以不同的比例混合而成。不饱和脂肪酸可以保持细胞膜的相对流动性，维持细胞的正常生理功能，降低血液黏稠度及炎症反应，改善血液微循环，调节血脂，预防血管钙化等。动物类食物含饱和脂肪酸（鱼类含有较多 ω-3 多不饱和脂肪酸），植物类食物含不饱和脂肪酸（椰子油和可可油含较多的饱和脂肪酸），特别地，海洋动物类食物含长链多不饱和脂肪酸（如 ω-3 多不饱和脂肪酸）。每日脂肪摄入量一般不超过总能量的 30%。若 A 患者每日脂肪摄入量按总能量的 30% 计算，则为：1800 kcal×30%÷9 kcal/g=60 g。推荐膳食来源：鲑鱼、鳟鱼、鲱鱼、金枪鱼、鲭鱼、鳄梨、核桃、松子、芝麻、葵花籽、南瓜子、亚麻籽、花生酱和大多数坚果，以及精制食用油（如橄榄油、菜籽油、花生油、葵花籽油、玉米油、大豆油、棉籽油等）。同时，应减少饮食中饱和脂肪酸的摄入量，如椰子油、棕榈仁油、黄油、牛油、棕榈油、动物脂肪、奶油等的摄入量。

（4）碳水化合物。碳水化合物包括糖、淀粉和纤维素，是人体能量的重要来源。碳水化合物为身体活动和器官工作提供所需要的燃料。较好的碳水化合物来源包括全谷物、淀粉类蔬菜等，它们还供应人体细胞所需的维生素、矿物质、纤维素和植物化合物。碳水化合物分为两类：一类是可消化吸收的碳水化合物，可为机体提供能量，保护和节约蛋白质，减少脂肪分解；另一类是不可消化的碳水化合物，可增加粪便量，减少胆固醇的吸收。恶性肿瘤细胞产生异常的代谢物质会抑制胰岛素信号传递的通路，降低胰岛素受体活性，使胰岛素不能有效地促进周围组织摄取葡萄糖及抑制肝脏葡萄糖输出，形成胰岛素抵抗现象。进食血糖指数低的食物能使血液中糖分的增加速度稳定而缓慢，有利于糖代谢异常的肿瘤患者控制血糖波动，且饱腹感较持久，能保持机体能量的稳定性。每日碳水化合物摄入量 = 总能量 - 蛋白质摄入量 - 脂肪摄入量，A 患者每日碳水化合物需要量为：（1800 kcal-60 g×9 kcal/g-90 g×4 kcal/g）÷4 kcal/g=225 g。推荐膳食来源：谷类（如大米、小麦、大麦、藜麦、糙米、燕麦、玉米、小米），薯类、根茎类中富含淀粉的蔬菜，水果（如苹果、梨子、桃、柚子、奇异果），豆类（如豌豆、绿豆、红豆、黑豆、黄豆）等。

（5）维生素和矿物质。

A. 维生素 A：推荐摄入量成年男性为 800 μg/d、成年女性为 700 μg/d。红色和橙色蔬菜富含维生素 A。推荐膳食来源：动物肝脏（85 g 煮熟的牛肝约含有 6000 μg 的维生素 A）、黄绿色蔬菜（100 g 胡萝卜约含有 800 μg 的维生素 A；100 g 地瓜约含 700 μg 的维生素 A）、黄色水果（3 个中等大小的杏约含有 100 μg 的维生素 A）、牛奶（100 mL 牛奶约含有 150 μg 的维生素 A）、鱼肝油等。

B. 维生素 D：《中国居民膳食指南（2016）》将婴幼儿及中青年维生素 D 的

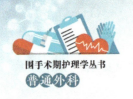

推荐量提高至 10 μg/d（400 IU）；而 70 岁以上老年人维生素 D 的推荐摄入量是 15 μg/d；可耐受最高摄入量是 50 μg/d。推荐膳食来源：鱼类（85 g 三文鱼约含 15.3 μg 维生素 D）、奶酪、蛋黄、干香菇、黄油、内脏、肉、牛奶等食物。同时还要注意多晒太阳（上午十点至下午三点晒 20～30 min 即可）。

C. 维生素 E：成年人的推荐摄入量为 14 mg/d；14 岁以下未成年人的推荐摄入量随年龄增长而递减；可耐受最高摄入量为 1000 mg/d。维生素 E 含量丰富的食物包括谷物油及人造黄油（如玉米油、大豆油、橄榄油等）。推荐膳食来源：植物油、坚果、豆类食品、海鲜、鸡蛋等。

D. 维生素 K：成年人一般推荐摄入量为 80 μg/d（不分男女），18 岁以下随年龄增长而递减；未设可耐受最高摄入量。维生素 K 广泛存在于蔬菜油与深绿色多叶蔬菜（卷心菜和菠菜）中。推荐膳食来源：菜籽油（10 g 菜籽油约含 17 μg 维生素 K）、甘蓝、花椰菜、菠菜、黄瓜、大豆、纳豆等。

E. 维生素 B_6：推荐摄入量为 1.4 mg/d。推荐膳食来源：肉类、蛋类等高蛋白食物及全谷物，如葵花籽、小红尖辣椒、金枪鱼、鸡胸肉、黄豆、花生、腰果、牛肉、芹菜、猪肝、马铃薯、羽衣甘蓝、鸡翅、猪肉、松子、韭菜等食物。

F. 维生素 B_{12}：推荐摄入量为 2.4 mg/d。推荐膳食来源：肉类、鸡蛋和奶制品等动物性食物，如一般动物肝脏、沙丁鱼、牡蛎、鸭蛋、青鱼、全脂奶粉、奶酪、蟹、鲑鱼、牛肉、金枪鱼、羊肉、鳕鱼、鸡蛋黄、火鸡肉、海鲈鱼、石斑鱼、龙虾、猪肉、酸奶等。

G. 维生素 C：推荐摄入量为 100 mg/d，最高可耐受摄入量为 2000 mg/d，不安全摄入量约为 10000 mg/d。推荐膳食来源：新鲜的水果和蔬菜，如红甜椒、绿甜椒、酸枣、鲜枣、番石榴、草莓、猕猴桃、橘子、柠檬、樱桃、西兰花、西红柿、南瓜、芥菜、苦瓜等。

H. 钙：青年人（18～50 岁）推荐摄入量为 650 mg/d；50 岁以上者及孕妇应该每日增加 150 mg；最高摄入量不应超过 2000 mg/d。推荐膳食来源：含钙丰富的食物主要有虾皮（100 g 约含 990 mg 钙）、牛奶（200 mL 约含 300 mg 钙）、豆腐（150 g 约含 250 mg 钙）、虾、蟹、扇贝、鱼、黄豆、奶酪、西兰花、菜花、橙子等。植酸（来源于全谷物）和草酸（来源于部分蔬菜）与钙存在拮抗作用，会降低钙的吸收；维生素 D 与钙存在协同作用，可以增强钙的吸收，所以补钙的同时也应该补充维生素 D。另外，骨头汤不补钙。

I. 磷：成年人推荐摄入量为 600 mg/d，最高不超过 3000 mg/d。推荐膳食来源：瓜子仁（100 g 约含 500 mg 磷）、三文鱼（100 g 约含 300 mg 磷）、猪肝（100 g 约含 300 mg 磷）、牛奶（200 mL 约含 200 mg 磷），其他含磷丰富的食物还有虾皮、黄豆、银耳、花生、猪肝、核桃、香菇、木耳、玉米、猪肾、羊肉、猪肉、牛肉、鸡肉、鸡蛋、鲫鱼、菠菜、土豆、甘薯、大白菜等。

J. 镁：成年人推荐摄入量为 280 mg/d。有研究记载，镁的最高可耐受摄入量曾定为 700 mg/d，目前尚不明确。推荐膳食来源：坚果类、豆类、谷物类和蔬菜类，如南瓜子仁、山核桃仁、黑芝麻、葵花籽仁、杏仁（分别约 100 g，含镁 300～350 mg）、黑豆、莲子（分别约 100 g，含镁 250 mg）、小麦、谷物、高粱（分别约 100 g，含镁 150 mg）、苋菜、瓢菜、金叶菜、毛豆（分别约 100 g，含镁 100 mg）。

K. 钠：成人摄入量应少于 1500 mg/d。18 岁以下者，年龄越小摄入钠应越少；50 岁以上者，年龄越大摄入钠应越少。推荐膳食来源：食盐、腌制食品、酱菜、咸菜、酱油、味精、鸡精，或者加工食品。

L. 钾：成人摄入量是 2000 mg/d。如果肾功能正常，一般不会因摄入钾过量而引起健康问题，所以一般不设置钾的每日摄入限量。推荐膳食来源：①豆类、肉类、蔬菜类。例如：黄豆的钾含量最多，100 g 黄豆约含钾 1500 mg；230 g 烤马铃薯约含钾 800 mg；100 g 香蕉约含钾 400 mg。②其他常见含钾丰富的食物有赤小豆、绿豆、金针菜、海带、花生、瘦猪肉、瘦牛肉、瘦羊肉、鲤鱼、带鱼、芭蕉、鲜蘑菇、菠菜、韭菜、菜花等。

M. 锌：推荐摄入量男性为 12.5 mg/d、女性为 7.5 mg/d。推荐含锌食物：贝壳类海产品（如牡蛎、扇贝、蛤蜊）、猪肝、瘦肉、萝卜、大白菜。

N. 硒：推荐摄入量为 60 μg/d。推荐含硒食物：鸡蛋、鸭蛋、魔芋、猪肾、鱿鱼。

O. 铁：推荐摄入量男性为 12 mg/d、女性为 20 mg/d。推荐含铁食物：鸡蛋黄、动物血（猪血、鸡血）、猪肝、牛肉、木耳、芝麻。

（6）水。水占人体体重的 60%～70%。水在把营养素输送到人体各个器官的同时，也把代谢废物带出体外。水还有调节人体的体温和酸碱度、参与体内各种生化反应的作用。体内所有细胞都需要水来维持其功能。如果摄入的水不足，或者因呕吐或腹泻而失去水分，就会产生脱水（身体没有足够的水分），导致电解质紊乱，严重时可危及生命。建议每天按 30～40 mL/kg 摄入水。如果伴有呕吐或腹泻，须额外补水。所有摄入的液体（含汤、牛奶，甚至冰激凌和明胶）都应被计入一天的摄水量中。

（四）术前准备

1. 术前宣教

呼吸功能锻炼：<u>缩唇呼吸法</u>、<u>腹式呼吸法</u>、<u>深呼吸有效咳嗽法</u>、<u>呼吸训练仪</u>的使用。

2. 术前体位训练

肩高头低位：肩下垫软枕，头充分后仰大于 90°，即门齿与枕外隆凸的连接和气管轴线的夹角大于 90°（图 1-2）。

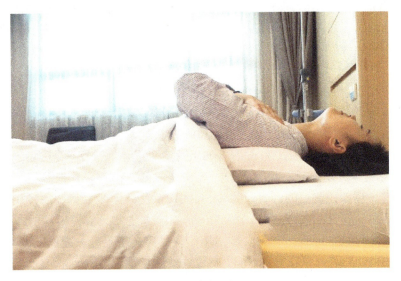

图 1-2　肩高头低位

3. 交代患者术后当天注意事项

交代患者术后当天注意事项，如饮食、体位、引流、疼痛、活动、观察要点等（表 1-4）。

表 1-4　术后当天注意事项

指导内容	详细说明	目的
饮食	（1）术后 6 h 待麻醉清醒后可少量饮水，若无不适，可清淡温凉流质饮食。 （2）忌食活血、过热及刺激性食物	（1）防止麻醉引起误吸，导致吸入性肺炎或窒息。 （2）缓解疼痛，预防伤口出血
体位	术后 6 h 取半坐卧位，颈部避免过度前屈后仰	利于呼吸、引流及伤口愈合
引流	术后停留尿管、颈部引流管，一般术后 2～5 天拔管	防止颈部引流管引流手术部位渗血渗液，观察伤口出血情况
疼痛	（1）常规使用术后镇痛泵。 （2）咳嗽时双手向内按压保护伤口。 （3）妥善固定引流管。 （4）分散注意力，必要时使用镇痛药	减少伤口张力，避免牵拉引流管，可减少伤口刺激，减少疼痛

续上表

指导内容	详细说明	目的
活动	术后6 h根据病情,在医生准许下,可下床活动	可增加呼吸深度,促进血液循环,恢复胃肠功能,增进食欲,防止发生并发症,促进伤口愈合
观察要点	（1）伤口有无渗血渗液、红肿热痛。 （2）有无出血、窒息、呛咳、声嘶、手脚麻木、抽搐、吞咽牵拉感、咳嗽、说话费力、发热、颈部积液、面部肿胀等并发症	及时发现并发症,及时处理

4. 用物准备

术后相关物品准备见表1-5。

表1-5 术后相关物品准备

物品	图片	作用	数量
呼吸训练仪		肺功能锻炼,减少术后肺部感染机会	1个
护理垫 （60 cm×90 cm）		保持床单位清洁,减少术后频繁更换床单引起的不适	1包
柠檬		预防术后恶心、呕吐,止呕	2～4个

5. 患者准备

根据术前准备指导单（附表2）相关内容对患者进行术前准备指导,并使用术前准备患者接受度评价表（附表3）对患者的术前准备掌握程度进行评价。

三、术中护理

(一) 手术名称及麻醉方式

手术名称：甲状腺全切除术（图1-3）及甲状腺次全切除术（图1-4）。麻醉方式：气管内插管全身麻醉。

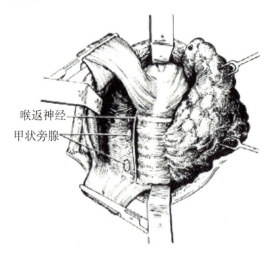

图1-3 甲状腺全切除术

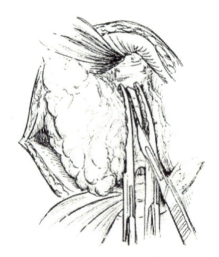

图1-4 甲状腺次全切除术

（二）术中病房准备

麻醉床准备（图1-5）及床旁物品准备（表1-6）。

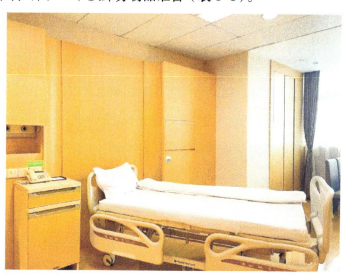

图1-5　麻醉床

表1-6　床旁用物准备

物品	图片	作用	数量
心电监护仪		监测患者生命体征及血氧饱和度的变化	1个
吸氧装置、氧卡、"四防"牌		促进呼吸功能恢复，有助于提高血液中氧饱和度	1套

续上表

物品	图片	作用	数量
气管切开包		术后出现紧急并发症时，可在床旁行气管切开术	1个
无菌剪刀		伤口皮下血肿压迫气管时，用以拆线打开伤口，降低气管压力，清除血块，缓解呼吸困难	1把
无菌手套		无菌操作时使用	2双

续上表

物品	图片	作用	数量
中心负压吸引装置		吸痰时使用	1套
过床板		方便术后患者过床	1个
二次固定胶布和管道标识		固定术后管道，标注管道名称、置入时间及置入长度、外露长度	尿管标签及胶布各1个；颈部引流管标签及胶布各2个

续上表

物品	图片	作用	数量
别针		固定术后管道	2～3个
棉签		禁食禁饮期间湿润口唇	1～2包
尿壶		倾倒及测量术后引流液量	1个
翻身枕		方便翻身，预防压疮	1个

续上表

物品	图片	作用	数量
血压计、体温计		监测生命体征	各1个
护理床边记录单		记录出入量及翻身时间	1份

四、术后护理

（一）护理评估

1. 生命体征评估

测量血压、脉搏、呼吸，每 30 min 测 1 次，共测 4 次。患者生命体征平稳后改为每小时测 1 次，共测 2 次。术后 24 h 病情平稳后逐步延长测量间隔时间。

2. 疼痛评估

疼痛是继体温、脉搏、呼吸、血压之后的第五生命体征。术后疼痛是机体对疾病本身或手术造成的组织损伤的一种复杂的生理反应，包括炎症性疼痛、躯体痛、内脏痛、神经病理性疼痛等，不仅给患者带来极大痛苦，还可导致呼吸循环功能、内分泌功能、免疫功能等的改变，以及肺不张、肺炎、低氧血症、高碳酸血症等并发症，甚至造成慢性疼痛，严重影响患者的治疗效果、功能恢复和生活质量。术后疼痛又可分为静息性疼痛和活动性疼痛：术后静息性疼痛是指手术后患者静息不动时（如静坐、静卧）的疼痛；术后活动性疼痛是指患者在手术后，由活动（如有效咳嗽、深呼吸、下床行走和关节功能锻炼等）引发的疼痛或疼痛加剧。

术后疼痛管理是指对术后疼痛控制的全过程进行组织、计划、协调和控制，以达到术后疼痛治疗最佳效率和效果的目的，包括疼痛评估、镇痛治疗、病情观察记录、健康教育等多个环节。

（1）疼痛评估。疼痛评估内容包括疼痛部位、性质、程度、持续时间、伴随症状、活动受限情况等。

A．疼痛评估工具：疼痛评估工具包括主观评估工具和客观评估工具。主观评估工具包括数字评分法（NRS）、面部表情评分法（FPS）、视觉模拟评分法（VAS）；客观评估工具包括功能活动评分法（FAS）、危重症患者疼痛观察工具（CPOT）。临床常用 NRS 评分法（图 1-6）对患者进行术后静息性疼痛评估、采用 NRS 评分法结合 FAS 评分法（表 1-7）对患者进行术后活动性疼痛评估。

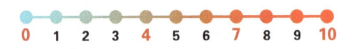

图 1-6　数字评分法（NRS）

0 分为无疼痛；1～3 分为轻度疼痛；4～6 分为中度疼痛；7～10 分为重度疼痛。引自王宜庭．APS 模式下活动性疼痛评分在关节置换患者中的应用［D］．江苏大学，2019．

表 1-7　功能活动评分法（FAS）

级别	内容
A 级	疼痛对活动功能没有影响
B 级	疼痛轻度限制功能活动
C 级	疼痛严重限制功能活动

B．评估频次和时机：①评估频次和时机。手术后患者 24 h 内及使用自控镇痛泵（patient controlled analgesia，PCA）的患者每班评估并记录。疼痛评分 1～3 分，次日评估记录（1 次/天）；疼痛评分 4～6 分，次日评估记录（2 次/天）；疼痛评分 7～10 分，评估记录（1 次/小时），直至疼痛评分＜7 分，次日评估记录（3 次/天），至疼痛评分 0 分时不再评估记录。②特殊评估记录。首次镇痛处理、有病情变化或新发疼痛、疼痛加重或突发爆发性疼痛、爆发痛处理后等特殊情况应及时评估并记录。实施镇痛措施后，根据药物的达峰时间进行评估，一般非消化道途径给予镇痛药物后 15～30 min、消化道途径给予镇痛药物后 1 h 应及时评估并记录。

（2）镇痛治疗。

A．多模式镇痛。多模式镇痛（表 1-8、图 1-7）可减少术后阿片类镇痛药物的用量，增强镇痛效果。①镇痛方法的联合，包括自控镇痛泵、口服用药、静脉注射、肌肉注射等全身性使用镇痛药物的方法与局部浸润麻醉外周神经阻滞、胸椎旁神经阻滞、硬膜外阻滞麻醉等局部镇痛方法的联合使用。②镇痛药物的联合，包括阿片类药物、非甾体抗炎药（nonsteroidal anti-inflammatory drugs，NSAIDs）、对乙酰氨基酚及抗神经病理性疼痛药物等的联合使用。

表1-8 多模式镇痛阶梯治疗

疼痛程度	表现	止痛方法
第一阶段：轻度（NRS评分1～3分）	不影响睡觉	卧床休息、转移注意力及使用非阿片类药物（如扶他林、布桂嗪、阿司匹林、布洛芬、吲哚美辛、对乙酰氨基酚、保泰松、罗非昔布、塞来昔布等）
第二阶段：中度（NRS评分4～6分）	影响睡觉	使用弱阿片类药物（如可待因、布桂嗪、曲马多）和第一阶段药物即非阿片类药物联合应用
第三阶段：重度（NRS评分7～10分）	不能入睡或痛醒	使用强阿片类药物（如吗啡、哌替啶、美施康定控释片）

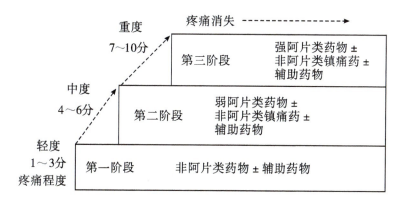

图1-7 药物镇痛方案

B. 其他非药物镇痛方案。非药物镇痛方案包括物理治疗（冷疗、热疗、超声治疗、矫正治疗）、综合治疗（按摩、针灸、音乐疗法）、心理学治疗（认知行为治疗、想象疗法）、神经刺激疗法（经皮神经电刺激、外周神经刺激）。

（3）病情观察记录。将疼痛患者采取的治疗及护理措施、效果反馈、镇痛药物不良反应（如恶心、呕吐、头晕等）记录在护理记录单（附表4）上；肌肉、静脉途径给予镇痛药物后15～30 min、口服途径给予镇痛药物后1 h应及时评估记录；使用PCA的患者，每班人员将PCA运行情况（包括通畅情况、自控按压次数、不良反应等）记录在护理记录单上。

（4）健康教育。注重对患者及其家属进行疼痛宣教，宣教的形式包括一对一

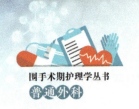

的沟通法、宣传资料的发放、播放宣教视频、新媒体平台推送等多形式、多渠道的疼痛宣教。宣教内容应当考虑患者年龄、语言、受教育程度、宗教信仰等因素，为患者提供个体化的宣教内容。主要内容包括疼痛出现原因、术后疼痛评估方法、术后镇痛方案、术后镇痛药物、可能的不良反应及术后疼痛管理的目标等信息，鼓励患者主动报告自己的疼痛体验，消除患者对镇痛药物成瘾及药物严重不良反应的顾虑和担心，使得患者及其家属高效地参与到疼痛全程管理中。

3. 跌倒/坠床风险评估

跌倒/坠床风险评估单见附表5。

4. 压疮风险评估

压疮风险评估单见附表6。

5. 血栓风险评估

血栓风险评估单见附表7。

（二）体位

（1）麻醉未清醒前取平卧位（图1-8）。

（2）术后6 h改为半坐卧位（图1-9），颈部避免过度前屈后仰，有利于呼吸和引流。

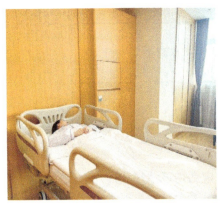

图1-8 平卧位　　　　　图1-9 半坐卧位

（三）伤口护理

（1）观察伤口有无红肿热痛、渗血渗液等，若有渗血渗液应及时换药。

（2）一般术后5～7天拆线。

（四）管道护理

（1）术后常见管道的维护见表1-9。

表 1-9 术后常见管道的维护

管道名称	图片	护理原则
颈部引流管		（1）保持引流管通畅，避免打折、扭曲、脱管。管道摆放时稍有弧度沿体表向下二次固定。固定方法：高举平抬法。 （2）观察引流管中引流液颜色、性状、量、气味，查看有无异常。 （3）防止逆行感染，保持引流瓶低于引流口的位置。 （4）按无菌原则定时更换引流瓶
尿管		（1）保持尿管通畅，避免打折、扭曲、脱管。管道摆放时稍有弧度沿体表向下二次固定。固定方法：高举平抬法。 （2）观察尿管中尿液颜色、性状、量、气味，查看有无异常。 （3）防止逆行感染，保持引流袋低于引流口的位置。 （4）按无菌原则定时更换引流袋

（2）术后管道观察要点见表 1-10。

表 1-10 术后管道观察要点

管道名称	属性	引流液颜色	引流液量	引流液性状	拔管指征
尿管	正常	黄色或淡黄色	24 h 1000～2000 mL	澄清	视患者身体状况而定，尽早拔管
尿管	异常	茶色或浓茶色	24 h 少于 500 mL 考虑：①心功能不全；②血容量不足；③感染性休克导致肾功能不全	浑浊或絮状	视患者身体状况而定，尽早拔管
颈部引流管	正常	从血性、暗红色、淡红色、黄色逐渐过渡	24 h 小于 100 mL	澄清	术后 2～5 天，待引流液量减少、性状无异常，即可拔除
颈部引流管	异常	鲜红色或乳糜色	大于 100 mL 考虑有活动性出血	浑浊	术后 2～5 天，待引流液量减少、性状无异常，即可拔除

（五）饮食指导

（1）麻醉清醒后少量饮水，如无不适可予清淡的流质饮食，如安素等肠内营养液（须掌握安素的冲配方法），逐步过渡为半流质饮食及软食。表 1-11 为阶梯饮食的分类。

（2）禁忌过热及刺激性食物。

表 1-11 阶梯饮食的分类

基本饮食分类	定义	适用范围	食物图片
清流质饮食	是指限制较严的流质膳食，不含胀气食品，比一般全流质膳食更清淡	腹部、胃肠道大手术后	
流质饮食	是一种呈流体或在口腔内能化成液体的食物，且比半流质饮食更易于吞咽和消化，无刺激性。所含能量、蛋白及其他营养素均较少	急性消化道疾病；高热；胸部大手术后；口腔、耳鼻喉手术后；消化道急性炎症或溃疡；病情危重、全身衰竭患者	

续上表

基本饮食分类	定义	适用范围	食物图片
半流质饮食	比较细软，成半流体，是介于软质与流质之间的一种饮食。比软饭更易咀嚼和便于消化。纤维的含量极少，而含有足够的蛋白质和能量	中等发热；各种手术后；消化道疾病及消化不良；体弱、缺乏食欲，愿暂时食用稀软食物的患者	大米粥、小米粥、面条、粉
软质饮食	在普通饮食的基础上，要求以软、烂为主，易于咀嚼、消化	消化功能差、咀嚼不便者，低热者，消化道术后恢复期的患者	馄饨、饺子、软饭、水蒸蛋、切碎煮烂的菜、肉

续上表

基本饮食分类	定义	适用范围	食物图片
普通饮食	其中总能量、蛋白质、矿物质和微量元素、维生素、水分等，均可充分均匀地供给，达到平衡饮食的要求	消化功能正常、无饮食限制、体温正常、病情较轻或处于恢复期的患者	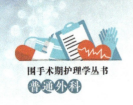 膳食宝塔

（六）病情观察要点

术后病情观察要点见表1-12。

表1-12 术后病情观察要点

观察要点	好发时间	原因	临床表现		护理措施
窒息、呼吸困难症状	术后2天内	黏痰阻塞气管、切口出血、喉头水肿、气管塌陷	进行性呼吸困难、烦躁、发绀、颈部肿胀、切口渗出大量鲜血	排痰	（1）使用激素类药物（如地塞米松）静脉滴注或雾化吸入。（2）深呼吸有效咳嗽，必要时吸痰护理
				引流	（1）48 h内少说话，保持伤口引流通畅。（2）观察颈部有无肿胀，伤口敷料有无渗血。（3）床旁备气管切开包、无菌剪刀、无菌手套、中心负压吸引装置

续上表

观察要点	好发时间	原因	临床表现	护理措施	
手足麻木、抽搐	术后1～3天	术中误切甲状旁腺，行根治术时无法保留甲状旁腺或损伤甲状旁腺血供	神经肌肉应激性增高，焦虑，肢端或面部、口唇麻木，手足抽搐，甚至惊厥、窒息	限磷	限制含磷高的食物的摄入，如瘦肉、鱼、牛奶、蛋黄等
				补钙	（1）监测血钙，口服或静脉补充钙剂。（2）预防性给予维生素D_2，促进钙的吸收
甲状腺危象	术后12～36h	术后甲状腺激素突然减少	高热（40℃以上），脉快且弱，大于120次/分，烦躁、大汗、谵妄甚至昏迷	监护	（1）密切监测生命体征。（2）物理降温，氧气吸入。（3）补充激素，必要时给予镇静剂

（七）常见并发症

术后常见并发症见表1-13。

表1-13 术后常见并发症

并发症	临床表现	原因	处理措施
出血（术后24～48h）	颈部肿胀、呼吸困难	（1）甲状腺血管丰富，较容易出现止血不彻底。（2）结扎线脱落	①密切观察引流情况。②配合医生床旁抢救，剪开缝线，敞开伤口，迅速除去血肿，结扎出血血管
气管软骨软化	呼吸困难	术后气管包裹物减少	放置气管插管支撑，等气管恢复坚固后再拔除
咽喉水肿	呼吸困难	喉头黏膜损伤，组织液渗出	使用激素类药物（如地塞米松）静脉滴注或雾化吸入
咽喉疼痛	咽喉疼痛	（1）术中气管插管刺激。（2）损伤局部组织神经	（1）多喝水，温凉饮食，可用冰淇淋缓解疼痛。（2）数日内可缓解

续上表

并发症	临床表现	原因	处理措施
进食呛咳	进食呛咳	（1）术中刺激。 （2）喉上神经外支损伤	（1）进食黏稠成团的食物，减少液体食物摄入。 （2）使用营养神经药物，数日内可恢复
副甲状腺功能低下	手脚麻痹、痉挛	甲状腺功能减退症	（1）高钙低磷饮食：多吃大米、水果、豆制品，避免食用乳制品、海带、肉类、蛋类、花生、核桃等。 （2）补充钙剂及维生素D。 （3）使用镇静剂。 （4）少触碰冰冷的物品
声带麻痹	声音嘶哑	喉返神经的损伤	观察3～6个月，仍有明显症状再考虑治疗
面部麻木	面部麻木	（1）血液循环不良。 （2）体内激素代谢异常	（1）局部按摩，3～6个月可恢复。 （2）口服营养神经药物，如维生素B_1、维生素B_{12}等。 （3）理疗。 （4）咀嚼口香糖：每天3次，每次2粒，每次10 min

（八）康复锻炼

1. 卧床活动

促进血液循环，预防血栓发生，促进身体机能的恢复。

2. 下床活动

术后病情允许的情况下及早下床活动，可增加呼吸深度，促进血液循环，恢复胃肠功能，增进食欲，防止并发症，促进伤口愈合。

3. 甲状腺术后颈部功能锻炼操

尽早活动术肢，循序渐进，至术后3个月以上术肢恢复正常功能为止。

第四节 出院指导

一、伤口护理

（1）保持伤口清洁干燥。
（2）拆线 3～7 天后可淋浴。
（3）伤口愈合后，可使用除疤膏，预防瘢痕组织形成。

二、饮食指导

（1）营养均衡，多进食营养价值高、清淡、易消化吸收的食物。
（2）补充微量元素、维生素 A、维生素 C、维生素 E，促进伤口愈合。
（3）避免食用猪油、动物内脏、鳗鱼、肥肉及胆固醇高的海鱼。
（4）戒烟酒，少饮浓茶。

三、用药指导

1. 甲状腺素制剂
（1）每天按时服药。
（2）当出现不适时及时复诊，调整剂量。
（3）不私自停药或随意调整药物剂量。
（4）若漏服，应及时补服。
2. 钙剂
（1）饭后半小时分次服，服用后不宜大量饮水。
（2）同时补充维生素 D。

四、功能锻炼

甲状腺术后颈部功能锻炼操。

五、工作与生活指导

（1）术后工作、生活、生育不受影响。

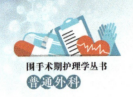

（2）术后1个月内不坐飞机，避免重体力活动及剧烈活动，以免伤口撕裂、出血。

（3）复诊计划：定期复诊，复诊时间及内容见表1-14。

表1-14 术后复诊计划

时间	体格检查	甲状腺功能	血钙、磷离子测定	甲状腺+颈部淋巴结彩超	胸部CT或全身PET/CT（有淋巴结转移者）
术后1个月	√	√	√		
术后3个月	√	√	√	√	
术后6个月	√	√	√	√	
术后9个月	√	√	√	√	
术后12个月	√	√	√	√	√
术后15个月	√	√	√	√	
术后18个月	√	√	√	√	
术后21个月	√	√	√	√	
术后24个月	√	√	√	√	√
术后30个月	√	√	√	√	
术后33个月	√	√	√	√	
术后36个月	√	√	√	√	√
术后36个月以上（每年1次）	√	√	√	√	√

注："√"指对应术后时间应进行的检查，余章节术后复诊计划表格同此用法。

（4）指导患者掌握甲状腺颈部自查方法。

本章引用网络图片来源

图1-3：https://www.wendangwang.com/doc/ea3430c7557b882294d11540.

图1-4：https://jbk.jiankang.com/shoushu/57/buzhou/.

第二章 乳腺癌围手术期护理

第一节 乳房解剖生理概述

一、乳房的解剖结构

乳房的轮廓个体差异较大，但通常是半球形，未产妇的类似圆锥形，经产妇的会下垂一些。成年人乳房上下缘位于第2肋至第6肋之间，内外侧位于胸骨边缘与腋前线之间。其外上方形成乳腺腋尾部伸向腋窝。乳头位于乳房的中心，周围的色素沉着区域为乳晕，直径15～60 mm，位于乳晕周围的结节是蒙氏腺导管开口形成的隆起。

乳腺由15～20个腺叶组成，每一腺叶分成20～40个腺小叶，每个腺小叶由10～100个腺泡或囊状分泌小体组成，这些腺泡紧密地排列在小乳管周围，腺泡的开口与小乳管相连。小乳管汇集成小叶间乳管，小叶间乳管再进一步汇集成乳腺导管，又称为输乳管，直径约2 mm。输乳管以乳头为中心呈放射状排列，汇集于乳晕，开口于乳头，输乳管在靠近开口的1/3段略膨大为壶腹，称为输乳管窦，直径5～8 mm，有储存乳汁的作用。乳腺下有胸肌筋膜，连接于乳房皮肤与胸肌筋膜之间的纤维束称为乳房悬韧带，又称为Cooper韧带。乳腺癌或其他乳房疾病侵犯乳房悬韧带时，会导致韧带挛缩，从而导致乳房表面皮肤凹陷，出现"酒窝征"（图2-1）。

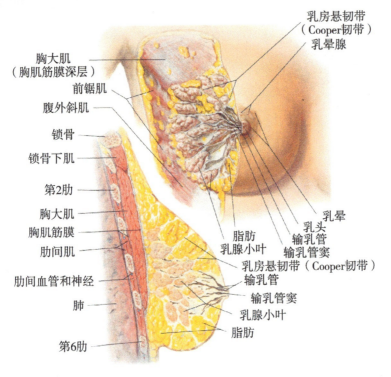

图 2-1 乳房结构及组织

图片引自 Frank H. Netter 著的《奈特人体解剖学彩色图谱》第 7 版，人民卫生出版社 2019 年出版。

乳房血液供应主要来自内乳动脉和胸外侧动脉。大约 60% 的乳房血液供应由内乳动脉穿支提供，大约 30% 的由胸外侧动脉提供（图 2-2）。

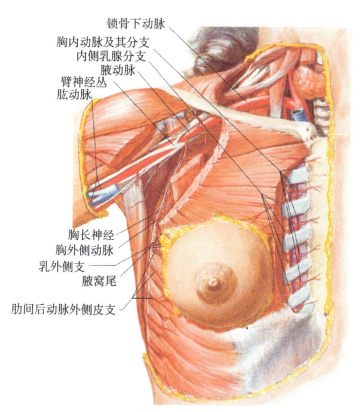

图 2-2 乳房血液供应

图片来源同图 2-1。

乳房的淋巴网甚为丰富，其淋巴液输出有 4 个途径：①乳房大部分淋巴液流至腋窝淋巴结，部分乳房上部淋巴液可直接流向锁骨下淋巴结；②部分乳房内侧的淋巴液通过肋间淋巴管流向胸骨旁淋巴结；③两侧乳房间皮下有交通淋巴管；④乳房深部淋巴网可沿腹直肌鞘和肝镰状韧带通向肝（图 2-3）。

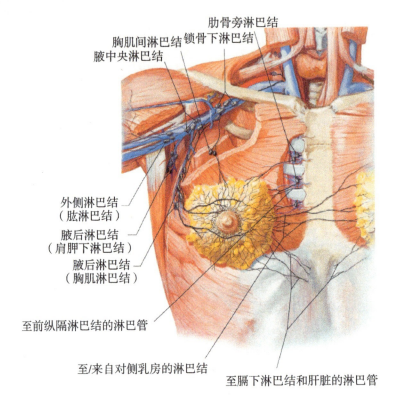

图 2-3 乳房淋巴回流

图片来源同图 2-1。

二、乳腺的生理功能

乳腺是许多内分泌腺的靶器官,其生理活动受垂体前叶激素、肾上腺皮质激素和性激素的影响与制约。垂体前叶产生的乳腺促激素,直接影响乳房;同时又通过卵巢和肾上腺皮质间接地影响乳房。在卵巢卵泡刺激素和促肾上腺皮质激素的作用下,卵巢和肾上腺皮质均分泌雌激素,促使乳房的发育和生长。

在妊娠和哺乳期,受胎盘分泌大量雌激素和脑垂体分泌催乳素的影响,乳腺明显增生,腺管延长,腺泡分泌乳汁。哺乳期后,乳腺复退化而处于相对静止状态。在月经周期的不同阶段,乳腺的生理状态也在各种激素的影响下,呈现周期性变化(图 2-4)。

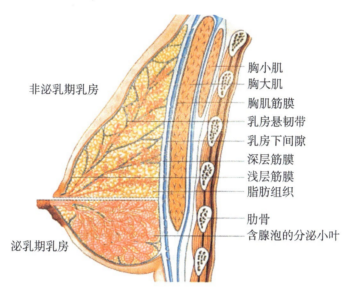

图 2-4　泌乳期与非泌乳期乳房对比

图片来源同图 1-1。

第二节　乳腺癌

乳腺癌是女性最常见的恶性肿瘤，其发病率居于女性恶性肿瘤的首位。乳腺癌的发病有明显的地域差异性，发达国家和地区是乳腺癌的高发地区。我国乳腺癌的发病率也高达 43/10 万，且我国乳腺癌的高发年龄在 45～55 岁，比美国发病年龄早 10 年。男性乳腺癌非常罕见，发病率为女性的 1%。

一、病因

乳腺癌的发病原因尚不清楚，目前认为与以下因素有关（表 2-1）。

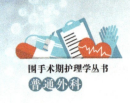

表 2-1 乳腺癌发病原因

发病原因	解析
性别	性别是乳腺癌的一个重要风险因素，仅仅作为女性就是乳腺癌的主要风险因素。女性比男性有更多的乳腺细胞，并且女性的乳腺细胞不断受到雌激素的促生长作用
年龄	约 3/4 的女性在确诊乳腺癌时年龄超过 50 岁
家族史	有 15%～20% 的乳腺癌女性有家族史，不良风险因素既可能来自母亲一方，也可能来自父亲一方，一级亲属中有乳腺癌病史者，其发病危险性是普通人群的 2～3 倍。部分遗传性乳腺癌与乳腺癌易感基因（$BRCA1$、$BRCA2$）有关
月经史	月经初潮年龄早（在 12 岁之前），或绝经年龄晚、在 55 岁以后经历更年期者有较高概率患乳腺癌。过早的月经和过晚的绝经让乳房组织更长时间地暴露于过高的性激素中，从而使患乳腺癌的概率升高
激素与生殖因素	雌激素在乳腺癌的发生中起着关键的作用，雌激素和孕激素刺激乳腺肿瘤的生长，如果一个绝经前妇女切除卵巢以减少雌激素的产生，那么她患乳腺癌的概率可以降低约 50%
怀孕和哺乳	从来没有怀过孕的女性或在 30 岁以后才生育第一个孩子的女性患乳腺癌的概率约是那些在 30 岁之前生育的女性的 2 倍。女性选择母乳喂养可以减少其患乳腺癌的风险
乳腺良性疾病	乳腺小叶上皮高度增生或不典型增生可能与乳腺癌发病有关
饮食与营养	营养过剩、肥胖、脂肪饮食可加强或延长雌激素对乳腺上皮细胞的刺激，从而使患病风险升高。饮酒可以增加女性患乳腺癌的风险，饮酒量越多，患病的风险越高
环境与职业暴露	暴露在辐射下会损伤细胞，大量的辐射引起的细胞损伤可引起癌变。在工作过程中直接、频繁地接触苯、苯乙烯、化学溶剂、化学染料、放射性同位素等有害物质，可能会增加一小部分人患癌症的风险

二、病理

（一）乳腺癌病理组织学分型

乳腺癌病理组织学分型详见图 2-5。

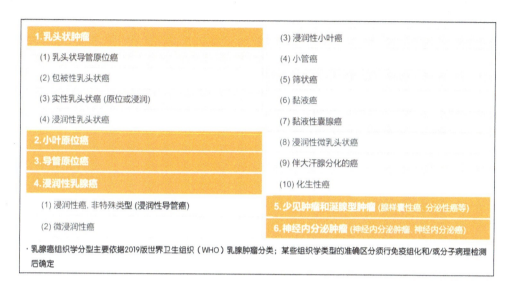

图 2-5 乳腺癌病理组织学分型

（二）乳腺癌 TNM 分期

乳腺癌 TNM 分期详见图 2-6。

T[b]		N			M[c]	
T分期	临床/病理	N分期	临床	病理	M分期	临床/病理
T0	无肿瘤	N0	无区域转移	无区域转移	M0	无远处转移
Tis	原位癌	—				
T1	T1mic:≤1 mm T1a: 1～5 mm T1b: 5～10 mm T1c: 10～20 mm	N1	淋巴结转移可活动	N1mic: 转移灶 0.2～2 mm N1: 1～3枚腋窝淋巴结转移和/或内乳前哨淋巴结镜下转移	M1	有远处转移
T2	20～50 mm	N2	同侧淋巴结融合固定或仅内乳淋巴结转移	4～9枚淋巴结转移，或仅内乳淋巴结转移		
T3	>50 mm	N3	N3a: 同侧锁骨下淋巴结转移 N3b: 同侧内乳及腋窝淋巴结转移 N3c: 同侧锁骨上淋巴结转移	N3a: 腋窝淋巴结转移≥10枚，或锁骨下转移 N3b: 腋窝淋巴结转移≥4枚且内乳淋巴结转移 N3c: 同侧锁骨上淋巴结转移		
T4	T4a: 侵犯胸壁 T4b: 侵犯皮肤 T4c: T4a+T4b T4d: 炎性乳癌	—				

[a] AJCC 第八版对解剖学内容进行了解释和更新，解剖分期系统及预后分期系统等详见扫码内容。
[b] T临床分期及病理分期多数情况下是一致的，但Tis仅适用于病理分期。
[c] M分期：M1定义为临床或影像学能发现的转移灶，或经组织学证实大于2.0 mm的病灶。
CTC：骨髓等小于2.0 mm病灶，定义为cM0 (i+)

图 2-6 乳腺癌 TNM 分期

注："T"指原发肿瘤、"N"指区域淋巴结、"M"指远处转移。

（三）乳腺癌分子分型

乳腺癌分子分型详见图 2-7。

分子分型		基于IHC[a]的分子分型			
		ER	PgR[b]	HER2	Ki67[c]
Luminal-A型		阳性	高表达	阴性	低表达
Luminal-B型	HER2阴性[d]	阳性	低表达	阴性	高表达
	HER2阳性	阳性	任何	阳性	任何
HER2阳性		阴性	阴性	阳性	任何
三阴性		阴性	阴性	阴性	任何

[a]ER、PgR表达及Ki67增殖指数的判定值建议采用报告阳性细胞的百分比。
[b]可考虑20%作为PgR表达高低的判定界值（Journal of clinical oncology. 2013;31:203-209）。
[c]Ki67判定值在不同病理实验中心可能不同，可采用20%～30%或各检测实验室的中位值作为判断Ki67高低的界值。
[d]不满足Luminal-A型条件的Luminal样肿瘤均可作为Luminal-B HER2阴性亚型

图 2-7　乳腺癌分子分型的标志物检测和判定

三、临床表现

（一）常见乳腺癌

1. 乳房肿块

乳腺癌最典型的症状就是乳房肿块，肿块多位于乳房外上象限，质地坚硬、表面不光滑，与周围组织分界不清，不易被推动。

（1）早期乳腺癌表现为患侧乳房出现无痛性单发小肿块，患者常在洗澡或更衣时无意中发现。

（2）晚期乳腺癌可出现如下症状和体征：①肿块固定。癌细胞侵入胸筋膜和胸肌时，固定于胸壁不易推动。②"卫星"结节、"铠甲"胸。癌细胞侵犯大片乳房皮肤时，可出现多个坚硬小结节或条索，呈卫星样围绕原发病灶，若结节彼此融合，弥漫成片，可延伸至背部和对侧胸壁，导致胸壁紧缩呈铠甲状，患者呼吸受限。③皮肤破溃。癌肿处皮肤可破溃而形成溃疡（图2-8），常有恶臭，易出血。

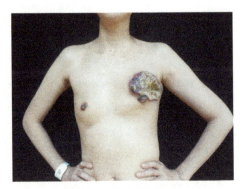

图 2-8　乳腺癌皮肤破溃

图片由中山大学附属第六医院乳腺外科团队提供。

2. 外形改变

乳腺癌可引起乳房外形改变：①"酒窝征"。若癌细胞累及 Cooper 韧带，可使其缩短而致肿瘤表面皮肤凹陷，出现"酒窝征"。②乳头内陷。因邻近乳头或乳晕的癌细胞侵入乳管使之缩短，可将乳头牵向肿瘤一侧，导致乳头扁平、回缩、凹陷。③"橘皮征"。皮下淋巴管被癌细胞堵塞，引起淋巴回流障碍，可出现真皮水肿，使乳房皮肤呈"橘皮样"改变（图2-9）。

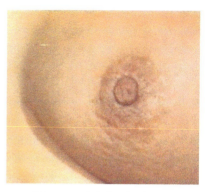

图 2-9　乳腺癌"橘皮征"

图片由中山大学附属第六医院乳腺外科团队提供。

3. 转移征象

转移征象：①淋巴转移。淋巴转移最初多见于患侧腋窝，少数散在、肿大的淋巴结质硬、无痛、可被推动，继而逐渐增多并融合成团，甚至与皮肤或深部组织粘连。②血行转移。乳腺癌转移至肺、骨、肝时，可出现相应症状。如肺转移可出现胸痛气急，骨转移可出现局部骨疼痛，肝转移可出现肝大或黄疸等。

（二）特殊类型乳腺癌

1. 炎性乳腺癌

炎性乳腺癌发病率低，年轻女性多见。表现为患侧乳房皮肤发红、水肿、增厚、粗糙、表面温度升高等，类似急性炎症，但无明显肿块。炎性乳腺癌进展十分迅速，短期内即扩展到乳房大部分皮肤，常可累及对侧乳房。

2. 湿疹样乳腺癌

湿疹样乳腺癌又称为乳腺佩吉特（Paget）病，在乳腺癌中很少见，临床表现如下：①乳头有瘙痒、烧灼感；②乳头和乳晕皮肤发红、硬皮状、鳞状改变；③乳头出血和液体渗出；④部分患者于乳晕区可扪及肿块。

四、辅助检查

（一）体格检查

1. 视诊

（1）外形：观察乳腺发育情况，两侧乳房是否对称，大小是否相似。

（2）皮肤：观察皮肤有无发红、水肿、破溃、"橘皮样"改变、静脉曲张等。

（3）乳头：观察两侧乳头是否在同一水平，乳头是否有回缩、凹陷，乳头、

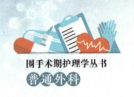

乳晕有无糜烂、脱屑等。

2. 触诊

（1）乳房触诊：检查者采用手指掌面进行触诊，不要用手指挤捏乳房组织，否则会将捏到的乳腺组织误认为肿块。应循序对乳房外上（包括腋尾部）、外下、内下、内上各象限及中央区做全面检查。先查健侧，后查患侧。发现乳房肿块后，应注意肿块大小、硬度、表面是否光滑、边界是否清楚及活动度。轻轻捻起肿块表面皮肤，了解肿块是否与皮肤粘连。最后轻挤乳头，了解有无溢液，若有溢液，依次挤压乳晕四周，并记录溢液来自哪一乳管。

（2）腋窝触诊：检查者面对患者，以右手扣其左腋窝，左手扣其右腋窝。首先让患者上肢外展，以手伸入其腋顶部，嘱患者放松上肢，搁置在检查者的前臂上，用轻柔的动作自腋顶部从上而下检查中央组淋巴结；然后将手指掌面转向腋窝前壁，在胸大肌深面检查胸肌组淋巴结；接着检查肩胛下组淋巴结，检查者站在患者背后，触摸背阔肌前内侧；最后检查锁骨下及锁骨上淋巴结。

（二）影像学检查

乳腺 X 线检查、乳腺超声检查、乳腺核磁共振（MRI）检查是乳腺影像学评估"三剑客"。

1. 乳腺 X 线检查

乳腺 X 线检查是常用的影像学检查方法，广泛用于乳腺癌的普查。乳腺癌的 X 线表现为密度增高的肿块影，边界不规则，或呈毛刺状，有时可见钙化点，颗粒细小、密集。此检查要站着做。

2. 乳腺超声检查

乳腺超声检查能清晰显示乳房各层次软组织结构及肿块的形态和质地，主要用来鉴别囊性或实性病灶。可观察血液供应情况，提高其判断的敏感性，为肿瘤的定性诊断提供依据。适用于致密型乳腺病变的评价，是乳房 X 线检查的有效补充。此检查要躺着做。

3. 乳腺核磁共振（MRI）检查

乳腺 MRI 检查的灵敏度更高，能三维立体观察病变，是乳腺 X 线检查和超声检查的重要补充，对微小病灶、多中心、多病灶的发现及评价病变范围有优势。此检查要趴着做。

4. 乳腺 BI-RADs 分级

乳腺影像报告和数据系统（BI-RADs）分级是目前放射、超声和临床上都普遍认可的乳腺疾病的分级（图 2-10、图 2-11），具体分级如下：

0 级：资料不全，需要结合其他检查再评估（临床有体征，超声检查无征象者)。

1级：未见异常。常规体检（1年复检1次）。

2级：良性病变。建议定期随访（6个月至1年复检1次）。

3级：良性可能性大（恶性率<2%），建议短期内随访（3~6个月复检1次）。

4级：可疑恶性，需要考虑穿刺活检以明确诊断（2%~94%的恶性可能）。

4a（2%~10%的恶性可能），低度可疑恶性病灶：包括可触摸到的、部分边缘清楚的实性肿块（纤维腺瘤，复杂性囊肿或可疑脓肿）。

4b（10%~50%的恶性可能），中度恶性可能：边界部分浸润的肿块或脂肪坏死。乳突状瘤需要切除活检确诊。

4c（50%~94%的恶性可能），恶性病变可能性很高：形态不规则、边缘浸润的实性肿块和簇状分布的细小微粒簇钙化。

5级：高度可疑恶性（几乎认定为乳腺癌，即95%及以上的恶性可能），需要做临床处理。

6级：病理证实为恶性病变，但尚未接受外科切除、放化疗或全乳切除术等，需要做治疗前评价。

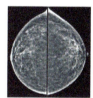 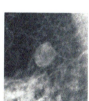 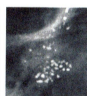 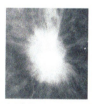

(a)双乳X线无任何异常征象，BI-RADS：1　(b)圆形钙化（典型良性），BI-RADS：2　(c)等密度卵圆形肿块，良性可能，BI-RADS：3　(d)群样分布的粗糙不均质钙化（可疑钙化），BI-RADS：4b　(e)高密度毛刺肿块伴不定形钙化（高度可疑恶性），BI-RADS：5

(A)

 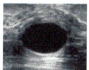

(a)乳腺超声无任何异常征象，BI-RADS：1　(b)边缘光整的卵圆形无回声肿块，后方回声增强，BI-RADS：2　(c)边缘光整的卵圆形低回声肿块，BI-RADS：3　(d)边缘分叶，成角的不规则低回声肿块，BI-RADS：4C　(e)边缘成角的不规则低回声肿块，伴肿块内钙化，BI-RADS：5

(B)

图2-10　乳腺X线（A）及乳腺超声（B）BI-RADs分级

图片由中山大学附属第六医院乳腺外科团队提供。

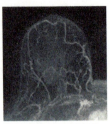
（A）乳腺MR无异常征象，BI-RADS: 1

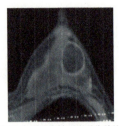
（B）卵圆形囊性环形强化肿块，考虑囊肿伴囊壁炎性反应可能，BI-RADS: 2

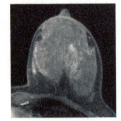
（C）多区域非肿块强化，良性或不对称的背景强化可能，建议月经周期第2周复查，BI-RADS: 3

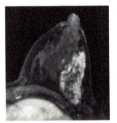
（D）段样非肿块强化，恶性可能，BI-RADS: 4

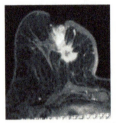
（E）不规则毛刺肿块直接侵犯乳头，考虑恶性，BI-RADS: 5

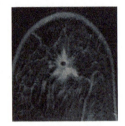
（F）乳腺癌活检术后，已经病理检查证实，BI-RADS: 6

图 2-11 乳腺 MRI BI-RADs 分级

图片由中山大学附属第六医院乳腺外科团队提供。

（三）活组织病理检查

活组织病理检查（简称活检）是指从组织中切取一小块标本用于病理学分析。活检是乳腺癌诊断的"金标准"，是确诊乳腺癌唯一的方法。3种最常见的活检方式是细针穿刺活检、粗针活检和手术活检。

五、治疗

乳腺癌的治疗采用以手术治疗为主，化疗、放射治疗、内分泌治疗、靶向治疗、免疫治疗为辅的综合治疗策略。

（一）手术治疗

1. 常规开放手术

（1）乳腺癌根治术和乳腺癌扩大根治术：乳腺癌根治术范围应包括整个乳房、胸大肌、胸小肌、腋窝Ⅰ、Ⅱ、Ⅲ组淋巴结的整块切除。扩大根治术还须同时切除胸廓内动脉、静脉及其周围的淋巴结（即胸骨旁淋巴结）。此两种术式现已较少使用。

(2)乳腺癌改良根治术:有2种术式,一是保留胸大肌,切除胸小肌;二是保留胸大肌、胸小肌。根据大量病例观察,该术式用于Ⅰ、Ⅱ期乳腺癌患者与乳腺癌根治术生存率无明显差异,且该术式保留了胸肌,术后外观效果较好(图2-12)。

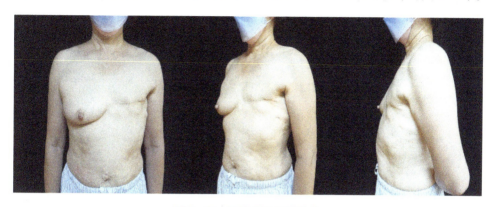

图2-12 乳腺癌改良根治术

图片由中山大学附属第六医院乳腺外科团队提供。

(3)全乳房切除术:必须切除整个乳房,包括腋尾部及胸大肌筋膜。该手术适用于原位癌、微小癌及年迈体弱不宜行根治术者。

(4)保留乳房的乳腺癌切除术:手术的目的是完整切除肿块及其周围1 cm的组织。该术式适用于Ⅰ、Ⅱ期的,且乳房有适当体积、术后能保持较好外观效果的乳腺癌患者。无法获得切缘阴性者禁忌实施该手术,术后必须辅以放疗等治疗(图2-13)。

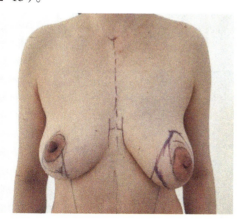 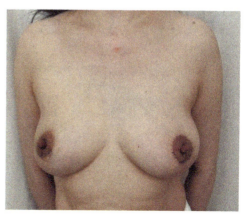

(A)术前 　　　　　　　　　　　(B)术后

图2-13 保留乳房的乳腺癌切除术

图片由中山大学附属第六医院乳腺外科团队提供。

前哨淋巴结活检术及腋淋巴结清扫术：对临床腋淋巴结阳性的乳腺癌患者常规行腋淋巴结清扫术，范围包括Ⅰ、Ⅱ组腋淋巴结。对临床腋淋巴结阴性的乳腺癌患者，可先行前哨淋巴结活检术。前哨淋巴结是指接受乳腺癌病灶引流的第一站淋巴结，可通过示踪剂显示后切除并活检。根据前哨淋巴结的病理结果判断腋淋巴结是否有肿瘤转移，对前哨淋巴结阴性的乳腺癌患者可不常规行腋淋巴结清扫（图 2-14）。

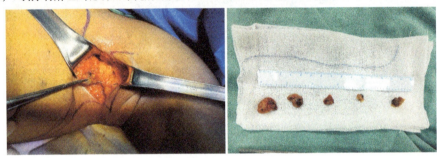

图 2-14 前哨淋巴结活检术及腋淋巴结清扫术

图片由中山大学附属第六医院乳腺外科团队提供。

2. 乳房重建手术

乳房重建手术包括假体植入物重建和自体组织重建。

（1）假体植入物重建：假体植入物乳房重建一步法是指在切除乳房的同时植入假体；扩张器-假体置换二步法是指在进行乳房切除手术时先放置扩张器，延期再置换为永久性假体。

（2）自体组织重建：自体组织重建的方法是通过选择多种带蒂或游离皮瓣，转移至胸壁进行乳房塑型。自体组织皮瓣来源包括背阔肌肌皮瓣（LDMF）、带蒂横行腹直肌肌皮瓣（TRAM）、腹壁下深血管穿支皮瓣（DIEP，图 2-15）及臀上动脉穿支皮瓣（SGAP）等。目前临床较常用的自体组织重建方式为背阔肌重建和腹直肌重建。

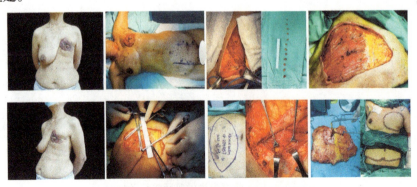

图 2-15 腹壁下深血管穿支皮瓣（DIEP）

图片由中山大学附属第六医院乳腺外科团队提供。

3. 乳腺癌腔镜手术

随着微创外科理念和外科手术技术的进步，近年来腔镜手术治疗乳腺疾病（如乳腺癌）已逐渐应用于临床。其切口小、创伤少、瘢痕隐蔽、术后恢复时间短、局部外形美观等优势明显，无论是在生理上还是在心理上都对患者极其重要。乳腺腔镜的手术方式包括腔镜保乳术（图2-16）、腔镜乳房皮下切除术（图2-17）、腔镜乳房皮下切除术+假体重建术（图2-18）、腔镜前哨淋巴结活检术及腋淋巴结清扫术。

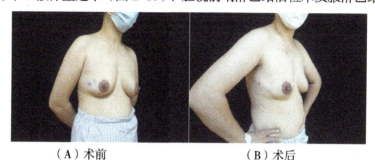

（A）术前　　　　　　　　（B）术后

图 2-16　腔镜保乳术

图片由中山大学附属第六医院乳腺外科团队提供。

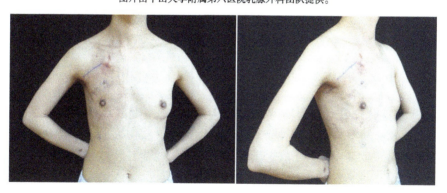

图 2-17　腔镜乳房皮下切除术

图片由中山大学附属第六医院乳腺外科团队提供。

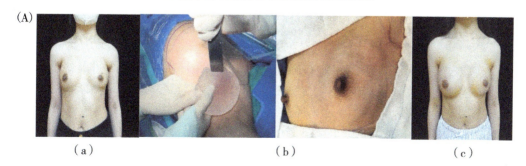

（a）　　　　　　　　　（b）　　　　　　　　　（c）

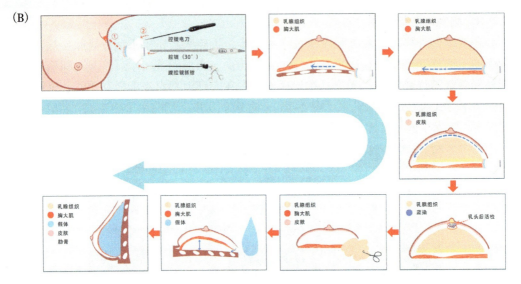

(A)患者术前(a)、术中(b)、术后(c)对比；(B)腔镜重建模式。

图 2-18 腔镜乳房皮下切除术＋假体重建术

图片由中山大学附属第六医院乳腺外科团队提供。

(二) 化疗

乳腺癌是实体瘤中应用化疗最有效的肿瘤之一，化疗在整个治疗中有重要作用。

(1) 术前化疗又称为新辅助化疗，多用于局部晚期的患者，目的在于缩小肿瘤，提高手术成功概率及探测肿瘤对药物的敏感性。药物可采用蒽环类（如表柔比星、表柔比星、吡柔比星等）联合紫杉类（如多西他赛、紫杉醇等）方案，一般用 4～6 个疗程。

(2) 浸润性乳腺癌伴腋淋巴结转移者是应用辅助化疗的指征。一般认为腋淋巴结阴性且有高危复发因素者［如原发肿瘤直径大于 2 cm，组织学分级差，雌、孕激素受体阴性，人表皮生长因子受体 2（HER2）过度表达］，适宜应用术后辅助化疗。

(三) 内分泌治疗

对激素受体阳性的患者使用内分泌治疗，内分泌治疗的一个重要进展就是他莫昔芬的应用。他莫昔芬系非甾体激素的抗雌激素药物，其结构式与雌激素相似，可以在靶器官内争夺乳腺癌细胞中的雌激素受体（ER），他莫昔芬、ER 复合物能影响 DNA 基因转录，从而抑制肿瘤细胞生长。临床应用表明，该药可降低乳腺癌术后复发及转移，减少对侧乳腺癌的发生率。

（四）放射治疗

放射治疗是乳腺癌局部治疗的手段之一。在行保留乳房的乳腺癌手术后，放射治疗是术后治疗的重要组成部分，应用于肿块局部广泛切除后。行单纯乳房切除手术后可根据患者年龄、疾病分期分类等情况，决定是否应用放射治疗。多数人认为乳腺癌根治术后应用放射治疗对Ⅰ期患者无益，对Ⅱ期及Ⅱ期以上患者，可降低局部复发率。

（五）靶向治疗

通过转基因技术制备的曲妥珠单抗注射液对HER2过度表达的乳腺癌患者有良好的效果。

（六）免疫治疗

免疫治疗在多种癌症治疗中展现出很好的疗效，特别是免疫检查点阻断疗法也逐渐应用于乳腺癌患者的治疗研究中。目前乳腺癌免疫治疗的研究对象主要是三阴性乳腺癌患者，其是对免疫检查点（如PD-1、CTLA-4抗体）抑制剂治疗最敏感的亚型。

第三节 乳腺癌围手术期护理要点

一、心理护理

心理护理参见第一章第三节"一、"相应内容。

二、术前护理

（一）术前营养评估

术前营养评估参见第一章第三节"二、（二）"相应内容。

（二）血栓风险评估

血栓风险评估使用附表7，根据评分给予相应护理措施。

（三）术前准备

1. 术前宣教

呼吸功能锻炼：<u>缩唇呼吸法</u>、<u>腹式呼吸法</u>、<u>深呼吸有效咳嗽法</u>、<u>呼吸训练仪的使用</u>。

2. 交代患者术后当天需注意事项

交代患者术后当天须注意的事项，如饮食、体位、引流、疼痛、活动、观察要点等（表2-2）。

表2-2　术后当天注意事项

指导内容	详细说明	目的
饮食	术后6 h待麻醉清醒后可少量饮水；若无不适，可进食流质饮食	防止由麻醉引起的误吸导致吸入性肺炎或窒息；促进胃肠蠕动，有利于胃肠功能恢复
体位	术后麻醉清醒，血压平稳后去半卧位	利于呼吸和引流
疼痛	<u>应用术后镇痛泵</u>	缓解术后疼痛
引流	常规放引流管并接负压引流瓶	通过负压吸引，及时、有效地吸出残腔积液、积血，并使皮肤紧贴胸壁，从而有利于皮瓣愈合
活动	术后24 h内活动手指和腕部，可做伸指、握拳、屈腕运动	减少术后残疾
观察要点	引流液的颜色、性状和量	了解伤口恢复情况

3. 用物准备

术后相关物品准备见表2-3。

表2-3　术后相关物品准备

物品	图片	作用	数量	备注
呼吸训练仪	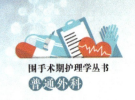	增强肺功能锻炼，减少术后肺部感染机会	1个	可自行准备或房管代购

续上表

物品	图片	作用	数量	备注
护理垫 （60 cm×90 cm）		保持床单位清洁，减少术后频繁更换床单引起的不适	1包	可自行准备或房管代购
柠檬		预防术后恶心、呕吐，止呕	2~4个	
弹力绷带		术后伤口压力加压	1个	

4. 患者自身准备

根据术前准备指导单（附表2）相关内容对患者进行术前准备指导，并使用术前准备患者接受度评价单（附表3）对患者的术前准备掌握程度进行评价。

三、术中护理

（一）术中护理

1. 用物准备

护士根据不同手术方式充分准备手术所需器械：①乳腺癌腔镜手术，如STORZ机器、录像机、排烟机、电刀、超声刀及一次性物品；②乳房重建手术，如显示屏、头灯、电刀、加温毯、乳房器械（2套）、乳腺外科特殊器械、血管缝线、薇乔缝线、背景板、搁手板、水凝胶垫、水凝胶脚垫等用物。

2. 病情观察

术中注意观察出血量、尿量、生命体征及补液的滴速。

3. 皮肤护理

一般乳腺手术都采取平卧位，较瘦的患者应在受力点贴防压疮敷料（如两侧肩胛骨、骶尾部、双足跟等）。

4. 体位管理

合理安置体位，预防压力性损伤。术前取平卧位，患者双手外展不能大于90°，远端高于近端。在乳房重建中需要放假体的时候，体位应摆端坐卧位，手术床需要加头板，患者髂骨平齐床上的腰桥圆点。医生行 TRAM 手术时须沿腹直肌前鞘表面的平面沿肋骨下缘和剑突的方向切开做隧道，在剑突部位将乳房切除术的残腔打通。待隧道完成后，可将患者的上身摇起，把皮瓣上缘切口的上方皮肤往下拉，来确定合适的皮瓣下缘最低点，一方面要保证皮瓣的组织量足够进行乳房重建，另一方面要确保腹部创面缝合后张力不能太大。

5. 注意保暖、预防低体温

患者肚脐以下应盖被子，术中使用暖风机，切口冲洗水均用温水。

6. 严格无菌操作

确保术中使用的物品均在有效期内，保持手术间整洁明亮，避免不必要的人员流动。

（二）术中病房准备

麻醉床准备见图 1-5。床旁用物准备见表 2-4。

表 2-4 床旁用物准备

物品	图片	作用	数量
心电监护仪		监测患者生命体征及血氧饱和度的变化	1个
吸氧装置、氧卡、"四防"牌		促进呼吸功能恢复，有助于提高血液中氧饱和度	1套

续上表

物品	图片	作用	数量
过床板		方便术后患者过床	1个
二次固定胶布和管道标识		固定术后管道，标注管道名称、置入时间及置入长度、外露长度	尿管标签及胶布各1个；引流管标签及胶布各2个
棉签		禁食禁饮期间湿润口唇	1～2包
尿壶		倾倒及测量术后引流液量	1个
别针		固定术后管道	2～3个

续上表

物品	图片	作用	数量
翻身枕		有助于翻身，预防压疮	1个
血压计、体温计		监测生命体征	各1个
护理床边记录单		记录出入量及翻身时间	1份

四、术后护理

（一）乳腺癌常规开放手术

1. 生命体征监测

全麻术后密切关注患者生命体征变化，测量血压、脉搏、呼吸，每30 min测1次，共测4次；生命体征平稳后改为每小时测1次，共测2次，术后24 h病情平稳后逐步延长测量间隔时间。给予患者低流量吸氧；由于胸部加压包扎易影响呼吸，因此加强血氧饱和度监测，观察患者有无胸闷、呼吸困难，若有异常应及时报告医生处理；观察患者尿量的变化。

2. 体位

（1）麻醉未清醒前取平卧位（图2-19）。目的：避免呕吐物被误吸。

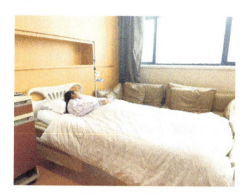

图 2-19 平卧位

（2）术后清醒且血压稳定者改半卧位（图 1-19）或健侧卧位。目的：利于呼吸和引流。

3. 疼痛管理

咳嗽时双手向内按压保护伤口；妥善固定好管道，避免因管道牵扯引起的疼痛；遵医嘱使用止痛药。

术后疼痛管理参见第一章第三节"四、（一）2."相应内容。

4. 饮食指导

患者术后麻醉清醒后指导其少量饮水，评估患者无呛咳、无恶心呕吐后给予半流饮食并逐渐过渡到普食。结合 2002 年营养风险筛查（nutritional risk screening，NRS2002）结果（附表 1），根据患者个人能量需求给予高热量、高蛋白、高维生素食物，不宜进食辛辣食物。嘱戒烟酒，避免服用雌激素含量高的食物及保健品。

5. 术后恶心呕吐的护理

女性、年龄小于 50 岁、晕动病或术后恶心呕吐（postoperative nausea and vomiting，PONV）史、非吸烟者、吸入麻醉、麻醉时间超过 1 h 等是 PONV 的风险因素。术后常规给予帕洛诺司琼注射液静脉注射以预防 PONV。

6. 伤口护理

（1）有效包扎：伤口处用无菌纱布、棉垫和弹力绷带加压包扎，松紧度适宜，以能容纳 1 个手指、维持正常血运、不影响呼吸为宜。对患者及家属做好宣教，告知患者压力绷带不可随意打开，以免影响加压包扎的有效性，从而引起皮下积液。若绷带松脱，应及时重新加压包扎。若出现积血积液，可在无菌操作下穿刺抽液，然后加压包扎（掌握弹力绷带加压手法）。

（2）皮瓣观察：注意皮瓣颜色及创面愈合情况，正常皮瓣的温度较健侧的皮肤温度略低，颜色红润，与胸壁紧贴；若皮瓣血运欠佳，颜色为暗红，有坏死的可能，应及时报告医生处理。

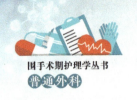

（3）观察患肢远端血液循环：手指发麻、皮肤发绀、皮温下降、动脉搏动不能扪及，提示腋窝部血管受压，肢端血液循环受损，应及时调整绷带的松紧度。

7. 患肢保护

患肢保护主要适用于乳腺癌腋窝淋巴结清扫术后的患者，其目的是预防淋巴水肿。

（1）避免损伤：患侧腋窝淋巴结切除、头静脉被结扎、腋静脉栓塞、局部积液或感染等因素可导致上肢淋巴回流不畅和静脉回流障碍，从而引起患侧上肢肿胀。告知患者腋下淋巴结清扫术后患肢须终身保护，同时患肢应做好皮肤护理；勿在患侧上肢抽血、注射或输液等；避免患肢过度活动和外伤；勤剪指甲，避免皮肤破损；患肢禁止冷、热敷，以防冻伤、烫伤；避免蚊虫叮咬和紫外线照射。

（2）促进淋巴液回流：术后可在患肢下方垫软枕，抬高患肢10°～15°，以促进血液及淋巴液回流预防患肢肿胀；术后可选择健侧卧位，避免患肢受压；患肢禁止测量血压，禁止穿紧身衣；避免提取重物，避免患肢长时间下垂或静止不动。选用适合的压力手臂套，促进淋巴回流；告知患者测量臂围的方法，定期监测臂围变化；若患肢出现沉重、肿胀、麻木等异常感，或患肢侧臂围增粗，应及时到专科门诊就诊（掌握<u>上肢水肿臂围测量法</u>）。

8. 患肢康复锻炼

患肢功能锻炼对于恢复患者肩关节功能、预防及减轻水肿至关重要；为减少和避免术后残疾，鼓励和协助患者早期开始患肢的功能锻炼，但必须循序渐进，以免影响伤口的愈合（掌握<u>术后功能锻炼的方法</u>）。

（1）术后24 h内：避免患肢大幅度活动，保证肩关节内收，活动手指和腕部，可做伸指、握拳、屈腕等功能锻炼。

（2）术后1～3天：可用健侧上肢或通过他人协助患肢进行屈肘、伸臂等功能锻炼，逐渐过渡到肩关节的小范围前屈、后伸运动。

（3）术后4～7天：鼓励患者用患侧手洗脸、刷牙、进食等，并做以患侧手触摸对侧肩部及同侧耳朵的锻炼。

（4）术后1周：待皮瓣基本愈合后可进行肩部运动，根据伤口愈合情况和体力适当增加运动量，如进行爬墙训练等。

（5）术后1～2个月：患侧肩关节功能达到术前或对侧同样的状态，或患侧手臂可上举绕过头顶触摸到对侧的耳郭。

9. 预防下肢深静脉血栓

患者术中制动和术后长时间卧床均会导致静脉血流减慢；麻醉及手术创伤激活外源性凝血系统、乳腺恶性肿瘤均可导致血液高凝状态。以上这些因素均可导致静脉血栓栓塞症发生风险增加。评估使用深静脉血栓风险评估单（附表7），根据评分给予相应护理措施。

（1）早期活动：采用加速康复外科理念，术后麻醉清醒后即可进行功能锻炼，如踝泵运动等，以预防下肢深静脉血栓形成。术后当日在充分镇痛的基础上，经护士评估血压稳定、无头晕头痛、肌力正常后可鼓励患者下床活动，活动量循序渐进，要避免活动过度而引起切口疼痛。

（2）避免患者下肢穿刺、预防脱水及感染。

（3）物理预防：对于低风险或中风险患者采用物理预防主要包括穿着抗血栓袜、踝泵运动和气压泵治疗等。患肢卧床时抬高下肢，指导患者进行踝泵运动，即踝关节主动、用力、缓慢地将脚尖绷至最大限度，并保持10 s，同样再反向将脚尖勾至最大限度，并保持10 s，如此反复练习，以利于静脉回流。

（4）药物预防：对于高风险的患者，遵医嘱给予药物抗凝，并做好抗凝溶栓的治疗和护理。一旦患者出现腿部肿胀、疼痛等不适，应立即汇报医生，下肢制动，监测腿围、皮温、足背动脉搏动情况，遵医嘱监测D-二聚体，必要时行下肢动静脉B超检查。

10. 管道护理

乳腺癌术后常规放置引流管并接负压引流装置，如负压引流球或负压引流瓶。负压吸引可及时、有效地吸出残腔内的积液、积血，使皮瓣紧贴胸壁，降低皮瓣张力，防止术后感染，促进皮瓣愈合。密切观察并记录引流液的颜色、性质及引流量，若有异常情况，及时汇报医生。

（1）术后常见管道维护（表2-5）。

表2-5 术后常见管道维护

项目	护理原则
腋窝或乳房引流管	（1）妥善固定引流管并保持引流管通畅，避免管体打折、扭曲，脱管，引流球或引流瓶保持有效负压状态；管道摆放时稍有弧度地沿体表向下二次固定，固定方法为高举平抬法。 （2）观察引流管中引流液颜色性状、量、气味，查看局部有无积液、皮瓣有无紧贴胸壁、皮瓣下有无波动感。 （3）防止逆行感染，保持引流瓶的位置低于引流口。 （4）按无菌原则定时更换引流瓶，倾倒引流液时用夹子夹紧管道
尿管	（1）保持引流管通畅，避免管体打折、扭曲，脱管。管道摆放时稍有弧度地沿体表向下二次固定，固定方法为高举平抬法。 （2）观察引流管中引流液颜色性状、量、气味，查看有无异常情况。 （3）防止逆行感染，保持引流袋的位置低于引流口。

（2）术后管道观察要点（表2-6）。

表2-6 术后管道观察要点

管道名称	引流液颜色、量、性状	拔管指征
腋窝或乳房引流管	引流液正常为暗红色、淡红色或黄色，异常为鲜红色或乳糜液；术后1～2天，每天引流血性液体50～200 mL，以后颜色逐渐减淡、变少；引流液大于100 mL/h，颜色鲜红、易凝固的考虑有活动出血	颜色转为淡红色、连续3天每天引流量小于20～30 mL，按压皮肤无空虚感，即可考虑拔管
尿管	尿液正常为澄清的黄色或淡黄色，异常为茶色或浓茶色；正常尿量为1500～2500 mL/24 h，少于500 mL/24 h考虑心功能不全、血容量不足或肾功能不全	视患者身体状况而定，一般于术后6 h患者清醒后拔管

11. 术后常见并发症的预防及护理

（1）感染。患者术后伤口感染常表现为伤口红、肿、热、痛，部分患者出现发热，体温通常在38.5 ℃以下。术后感染与术前皮肤清洁准备不到位、消毒不彻底、术后伤口污染、引流不通畅，以及患者自身因素（如糖尿病、全身营养情况差、自身免疫力低下）有关。应加强术前手术部位皮肤彻底清洁消毒，术后加强监测体温，保持伤口敷料干洁，换药时严格执行无菌操作，加强引流管护理，保持负压吸引，防止逆行感染，加强全身营养，增强机体免疫力，积极处理糖尿病等基础疾病。

（2）皮下出血和积液。皮下出血和积液的临床表现为皮瓣下局部出现隆起、触之有波动感、局部胀痛等，原因为皮瓣和胸壁之间有一定的缝隙存在，术中止血不彻底、血管网损伤、缝线脱落，术后弹力绷带加压包扎方法不当、引流不通畅、引流管拔除过早等，经治疗后一般在几周内可吸收、消退，若积液过多而未及时治疗可导致皮瓣坏死、延迟治愈时间，造成患者精神及经济上的沉重负担。术后应加强伤口和引流管的护理、加强对皮瓣的观察。具体预防和护理措施参见本书第二章第三节"四、（一）6."和"四、（一）10."相应内容。

（3）皮瓣坏死。术后密切观察患者是否出现皮瓣颜色过深（暗红、紫红、紫）或淡红、苍白，温度下降，皮肤张力过低或张力过高，充盈时间缩短或反应迟缓等情况。术后皮瓣血运不良、血供不足、组织水肿、皮瓣张力过大是引起皮瓣坏死的主要原因。术后应加强对皮瓣的观察，具体皮瓣观察措施参见本书第二章第三节"四、（一）6."相应内容。吸烟可导致血管痉挛，故室内严格禁烟。为患者提供安全舒适的病房环境，以免患者因神经紧张导致周围血管痉挛。

（4）上肢水肿。乳腺癌患者患侧腋窝淋巴结切除、头静脉被结扎、腋静脉栓塞、局部积液或感染等因素可导致上肢淋巴回流不畅和静脉回流障碍，从而引起患侧上肢肿胀。具体预防和护理措施参见第二章第三节"四、（一）7."和"四、（一）8."相应内容。

（二）乳房重建手术

1. 假体植入物重建手术

（1）预防感染。术前彻底清洁手术部位皮肤，假体植入物术后使用抗生素预防感染，保持伤口敷料干洁，换药时严格执行无菌操作，加强引流管护理防止逆行感染，加强全身营养，增强机体免疫力。

（2）穿弹力塑形胸衣。

A. 扩张器植入患者在术后第一次注水后穿着弹力塑形胸衣，注水后1周须24 h穿着，1周后可间歇穿着。塑形胸衣建议穿至扩张器最后一次注水完成后1个月。

B. 扩张器置换为假体后6周内，建议坚持日夜穿戴弹力塑形胸衣，第7周开始白天穿戴，至少穿戴6个月，之后可更换为大小合适的无钢圈内衣。弹力塑形胸衣可以避免重建乳房因重力作用下垂而导致固定缝线松脱或假体移位。

（3）活动管理。重建乳房运动：将重建乳房向上托起，不可上下反复揉搓，以免引起乳房下垂。告知患者术后1个月内不进行手向后伸展等活动（如扩胸和提重物），避免胸大肌收缩；避免强力撞击和扎伤。术后3个月内平卧，不要趴着睡或侧着睡。

（4）扩张器护理。

A. 扩张器注水。组织扩张通常在术后2周开始。每次扩张，依据组织的可耐受性和患者的自身感受，可以注射适量容积；此后每周1次或每2周1次继续扩张，直至达到预期的容量。在置换永久性假体前至少1个月，可进行最后一次扩张。

B. 注水后观察。重建乳房皮肤扩张后，可能出现充血，此为正常现象，一般在取出扩张器后能恢复正常。疼痛是扩张过程中常见的症状，一般注水后20~30 min 消失。每次注水后观察10~15 min，若无不适可嘱患者离开。

C. 居家护理。保持局部皮肤清洁，不得抓挠扩张器表面的皮肤。若发现局部皮肤红、肿、热、痛，则提示感染可能，应及时到院就诊以防伤口裂开。宜穿着宽松柔软衣物，勿穿着过小、过紧的衣物。

D. 假体置换时机。经充分扩张后，可将扩张器置换为乳房假体。若患者需要接受辅助化疗或放疗，则应将置换时间推迟，直至相应治疗结束。

（5）其他术后护理参见第二章第三节"四、（一）"相应内容。

2. 自体组织重建手术

（1）背阔肌肌皮瓣（LDMF）。

A. 体位管理。麻醉未清醒前取平卧位（图2-19）以避免呕吐物被误吸；麻醉清醒后改健侧卧位30°或半坐卧位，避免供血区压迫或减少供血区出血的风险。

B. 伤口护理。

a. 胸部伤口护理。胸部伤口用弹力绷带加压包扎，松紧适宜，以能容纳1个手指、维持正常血运、不影响呼吸为宜。观察伤口有无渗血、渗液，定期更换伤口敷料，保持敷料干洁。若患者保留乳头、乳晕，应悬空乳头，应用敷料在乳头、乳晕中央处剪空覆盖。对患者及家属做好宣教，告知患者压力绷带不可随意打开，以免影响加压包扎的有效性，从而引起皮下积液。若出现手指发麻、皮肤发绀、皮温下降、动脉搏动不能扪及、患肢明显肿胀等情况，可能是包扎过紧压迫腋部血管，影响肢体远端血液供应及淋巴回流，应告知医生调整弹力绷带松紧度。观察伤口有无红、肿、热、痛等症状，并监测患者体温，若出现异常，应立即汇报医生对症处理。行乳房重建术的患者可在术后24～48 h遵医嘱使用抗生素预防感染。伤口完全恢复可拆除弹力绷带，佩戴松紧适度的胸衣，以防重建乳房下垂变形。指导患者对重建乳房进行按摩，沿切口由外向内、由下向上以指腹环形按摩，促进乳房血液循环。

b. 背部伤口护理：术后早期胸背动静脉是皮瓣唯一的血供来源，胸带加压包扎时应注意避免压迫胸背动静脉；为悬空供区，可将患侧臀部和肩背部垫高。

C. 皮瓣观察。

a. 观察时机。术后24～72 h是皮瓣出现循环危象的高峰期，应重点观察。术后24 h内每小时观察1次，24～72 h每2 h观察1次。

b. 皮瓣颜色。皮瓣颜色分为苍白、淡红、红润、暗红、紫红、紫6个类别。

c. 皮瓣血运。正常皮瓣血运为皮瓣颜色红润，皮温良好，毛细血管搏动征阳性，弹性好，无肿胀。皮瓣血运障碍分两类：一类是静脉回流障碍所致，表现为皮瓣呈青紫色、肿胀明显；另一类是动脉供血不足，表现为皮瓣呈苍白色、皮温降低，毛细血管反应差。以无菌棉签轻压皮瓣皮肤，使之苍白，然后迅速移开棉签，正常者皮肤颜色1～2 s转为红润。如果充盈时间缩短提示静脉回流不畅；如果反应迟缓，充盈时间超过5 s则提示动脉栓塞的可能。

d. 皮瓣温度。移植皮瓣24～48 h内温度略高于正常皮肤温度1～1.5 ℃，48 h后皮温正常或略低，若皮温低于正常皮肤温度2～3 ℃，则提示可能存在血液循环障碍，皮瓣存活率低。

e. 皮瓣张力。触摸皮瓣，皮瓣张力偏低、皮瓣瘪陷、皮肤皱纹加深，则提示动脉供血不足；若皮瓣张力较高，皮肤皱纹变浅或消失，则提示静脉回流不畅。

D. 预防肺部感染。由于患者术中麻醉方式为气管插管麻醉，术后卧床时间较长，导致呼吸道分泌物增多，加之术后伤口疼痛影响呼吸和咳嗽，容易造成患者肺部感染，因此术后应加强指导患者进行呼吸功能锻炼及雾化吸入。

E. 其他术后护理参见第二章第三节"四（一）"相应内容。

（2）带蒂横行腹直肌肌皮瓣（TRAM）。

A. 体位管理。术后麻醉清醒后采取中凹卧位（床头及床尾各抬高45°），以减轻腹部张力，有利于静脉回流，减轻局部肿胀。鼓励患者术后借助助步器下床活动，禁止直立行走，以免腹部伤口过度牵拉，影响愈合。

B. 伤口护理。

a. 胸部伤口护理：①预防皮下积血、积液，TRAM乳房重建术后胸部可伴有局部积液和血肿发生，护理人员应密切观察伤口有无渗血、渗液，同时进行有效包扎，预防皮下积血、积液；术后加强胸部引流管护理，保持引流管通畅且呈负压状态，有效降低术后积血、积液的发生。②预防脂肪液化：脂肪液化一般发生于术后5～7天，患者伤口处可见较多渗液或在引流液中发现油脂样液体，一般患者无其他自觉症状，即可判断为脂肪液化。加强伤口引流以促进液化后的脂肪尽快排出，予伤口换药，避免影响皮瓣伤口的愈合。

b. 腹部伤口护理：①使用腹带加压包扎：下腹部手术区用腹带加压包扎，以减轻腹部伤口张力，同时可以预防腹部伤口皮下积血、积液。腹部伤口加压包扎持续3个月，TRAM的血管蒂在剑突旁，腹带使用不得超过膈肌下缘，须保持该处宽松，防止受压，密切观察该处皮下有无血肿形成。②预防腹壁切口疝发生：TRAM重建术后腹壁变薄弱，咳嗽、便秘等增加腹压的因素可导致腹壁切口疝的发生。术后给予雾化，预防肺部感染，避免剧烈咳嗽，咳嗽时用手按住腹部；鼓励患者多饮水，多吃新鲜蔬菜、水果等食物，必要时口服缓泻剂，保持大便通畅；术后3个月至半年使用腹带加压包扎，运动或活动时注意避免撞击腹部；术后3个月内，不参加重体力活动。

C. 其他术后护理参见第二章第三节"四、（一）"和"四、（二）1.（1）"相应内容。

（3）腹壁下深血管穿支皮瓣（DIEP）。

A. 皮瓣观察。在TRAM皮瓣观察基础上，采用触诊方法检查动脉搏动状况，也可用多普勒超声血流探测仪测定动脉血流情况。正常情况下用多普勒超声血流探测仪可听到动脉搏动有力、声音清晰且规则，静脉搏动声音较动脉低沉；若出现血管搏动减弱、搏动声音减弱、不清晰、不规则，则提示血液循环障碍。

B. 预防血管危象。血管危象是指受区行吻合术的血管发生循环障碍，直接影响移植组织的成活。80%～90%的血管危象发生在术后3天内，其中发生在术后

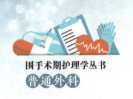

24 h 内占 60%。其按病理可分为血管痉挛性危象和血管栓塞性危象两类；按部位可分为静脉危象和动脉危象。

a. 静脉危象：静脉危象的发生率高于动脉危象，静脉危象常发生于手术后24～72 h。表现为皮瓣颜色由红润转为青紫色，肿胀程度加重，毛细血管充盈时间变短甚至消失，表面出现水疱，其由小变大或增多。

b. 动脉危象：动脉危象常发生得比静脉危象早，动脉危象主要表现为皮瓣颜色苍白或灰白，皮肤皱纹加深，皮肤温度下降变冷，张力降低，毛细血管充盈时间延长，搏动减弱或消失。

处理措施：一旦发现异常必须在 3 h 内进行抢救，采用 12 号针头来探测有无出血及出血颜色，若没有出血或出血颜色为暗紫色均提示动静脉淤血可能。禁止加压包扎，术后监测移植皮瓣的颜色、温度、肿胀程度、毛细血管充盈度等，并用多普勒超声检查观察重塑血管的灌注情况，预防并及时处理血管危象。

C. 静脉输液管理。DIEP 乳房重建术后补液太慢会导致游离皮瓣灌注不足，补液太快则会引起机体液体潴留，导致皮瓣水肿甚至充血性心功能不全。理想的补液管理应具备维持合理血容量、防止皮瓣水肿并确保心功能正常及优化皮瓣血流灌注的特点。

D. 其他术后护理参见第二章第三节"四、（一）"和"四、（二）1.（1）"相应内容。

3. 乳房重建手术并发症的预防及护理

（1）感染。患者术后感染分为伤口感染和肺部感染。伤口感染常表现为伤口红、肿、热、痛。乳房假体重建术后感染可能与假体消毒不严格、患者机体抵抗力下降、慢性排异反应有关。若患者出现术后高热，须与上呼吸道感染鉴别，对症处理。伤口感染的具体预防和护理措施参见本书第二章第三节"四、（一）11.（1）"相应内容。乳房重建手术的患者在术后须使用抗生素预防感染。胸大肌以外的感染不必取出假体，胸大肌下腔隙的感染必须取出假体，并充分冲洗腔隙和引流。术后积极预防肺部感染，教会患者有效咳嗽的方法，遵医嘱予雾化吸入，以降低肺部感染及肺不张的发生。加强解释沟通工作，消除患者紧张情绪，使患者能够积极配合治疗。

（2）皮下出血与积液。皮下出血和积液的临床表现为皮瓣下局部出现隆起、触之有波动感、局部胀痛等，经治疗一般在几周内可吸收、消退，若积液过多而未及时治疗可导致皮瓣坏死、伤口感染等。术后应加强伤口和引流管的护理、加强皮瓣的观察，具体预防和护理措施参见第二章第三节"四、（一）6."和"四、（一）10."及"四、（一）11.（2）"相应内容。

（3）皮瓣坏死。术后应密切观察患者是否出现皮瓣颜色过深（暗红、紫红、紫）或过浅（淡红、苍白）、温度下降、皮肤张力过低或张力过高、充盈时间缩短或反应迟缓等情况。术后皮瓣血运不良、血供不足、组织水肿、皮瓣张力过大是引起皮瓣坏死的主要原因。术后应加强对皮瓣的观察，具体皮瓣观察措施参见第二章第三节"四、（一）6."和"四、（二）2."相应内容。

（4）腹壁切口疝。腹壁切口疝最常见的症状是腹部手术伤口处有包块，其在用力时凸出，平卧休息时缩小或消失，触诊可扪及伤口下方的缺损。其主要发生于腹直肌肌皮瓣乳房重建术患者，主要与腹直肌缺损、肌力减弱、筋膜松弛、术后伤口感染、伤口愈合不良，患者BMI高、腹内压增高（如咳嗽、顽固性便秘、负重）等有关。腹壁切口疝护理重在预防，具体的预防和护理措施参见第二章第三节"四、（一）"和"四、（二）2.（2）B."相应内容。

（5）假体暴露。乳房皮瓣坏死、切口愈合不良、假体植入物选择不当致张力过大等可导致假体暴露。避免假体暴露重在预防，发生假体暴露后，应尽早取出假体；有强烈乳房重建意愿者，在条件准备充分的情况下，可考虑重新植入假体或自体组织重建。

（6）乳房假体移位。植入在胸大肌后的假体，由于张力较高，容易导致假体上移。常见移位部位在乳房上极、外侧，乳房下极、内上方较少见，导致双侧乳房位置不对称，影响美观。预防和护理措施：①患者切口均用敷料加压包扎，以保证假体有效固定，特别是切口上方多放棉垫，以防止假体上移；②告知患者不要因为不适松开敷料，以防假体移位，若发现假体移位或不对称，应及时通知医生重新定位后再包扎固定；③术后2天取半卧位限制上肢活动（如上举、外展活动等），起床时应有护士或家属协助将患者从背部托起，以防止假体移位；④术后6周内建议坚持日夜穿戴塑形胸衣，第7周开始白天穿戴，至少穿戴6个月，之后可更换为大小合适的无钢圈内衣。

（7）乳房假体包膜挛缩。假体植入后，成纤维细胞会沿着假体形成包膜，部分患者会发生包膜增厚、变硬，这是成纤维细胞的萎缩或消失所致，即出现了包膜挛缩。发生假体包膜挛缩可出现不同程度的乳房硬化，甚至出现乳房外形异常和疼痛。Speal改良的Baker包膜挛缩分级见表2-7。预防和护理措施：术中尽量减少异物残留，充分止血，术后按摩乳房，预防包膜挛缩；术后加强观察患者乳房外形和倾听患者主诉，对已经形成的纤维包膜，只有通过再次手术进行松解；做好患者的心理护理，鼓励和安慰患者，避免因此引起焦虑和恐惧。

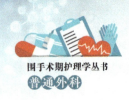

表 2-7 Speal 改良的 Baker 包膜挛缩分级

乳房硬化程度	乳房硬化体征
Ⅰ级	乳房柔软，外观正常，包膜有弹性
Ⅱ级	轻度变硬，可扪及乳房假体，外观正常
Ⅲ级	中度变硬，很容易扪及乳房假体，外表可看出因挛缩引起的变形
Ⅳ级	严重变硬，疼痛明显，假体扭曲

（8）假体破裂、渗漏。假体破裂、渗漏后外观塌陷，因对组织有刺激性，产生组织反应，患者会有乳房肿胀不适、皮肤红肿等症状。护士应仔细观察局部皮肤，倾听患者的主诉，有上述情况时及时报告医生处理。

（三）乳腺癌腔镜手术

1. 体位

术后 2 天内取半卧位限制上肢活动（如上举、外展活动等），起床时应有护士或家属协助从背部托起，以防止假体移位。

2. 乳头、乳晕观察

术后避免乳头、乳晕缺血坏死，使用弹力绷带加压包扎避开乳头、乳晕区，乳头四周垫纱布，能有效减少缺血。每天检查乳头、乳晕状况及敷料是否移位。若术后 24 h 内出现水肿、发黑或部分发黑、局部渗液等，告知医生应及时换药。换药可使用碘附湿敷及红外线治疗；涂抹硝酸甘油，促进乳头、乳晕复合体血液循环。

3. 其他术后护理

其他术后护理参见第二章第三节"四、（一）"相应内容。

4. 乳腺癌腔镜手术并发症的预防与护理

（1）皮下瘀血和积液。皮下瘀血和积液是腔镜下全乳腺皮下切除术最常见的并发症，发生原因除患者自身凝血机制障碍外，多为术中、术后处理不佳，如术中止血不彻底、弹力绷带包扎时间不够、包扎区域松脱等。预防和护理措施：选用合适的弹力绷带加压包扎，每天打开绷带观察皮肤情况，按压皮肤观察是否有皮下瘀血或积液，并保持负压吸引及引流管通畅。少量积液者，可在细针穿刺抽吸后自行吸收；多量积液而细针抽吸无效者，须开通小口放置引流管引流并加压包扎。

（2）乳头、乳晕坏死参见第二章第三节"四、（三）2."相应内容。

（3）皮瓣坏死。观察皮瓣血液循环：注意皮瓣的颜色及创面愈合情况，正常皮瓣的温度较健侧的皮肤温度略低，颜色红润并与胸壁紧贴；若皮瓣颜色暗红，提示血液循环欠佳，有坏死可能，应报告医生及时处理。

（4）皮下气肿。充气法腔镜手术采用二氧化碳充气建立操作空间，压力过大可能造成手术区域以外发生皮下气肿，严重时将导致颈部甚至纵隔气肿压迫静脉。预防和护理措施：密切观察生命体征，做好患者心理护理，防止焦虑、恐惧，术后 24 h 可给予患者 2 L/min 氧气持续吸入。皮下气肿轻者无须做任何处理，可自行吸收；皮下气肿严重者，有明显皮下捻发音，可采取多针头穿刺放气或直接用注射器往外吸气，同时要保护好穿刺放气点的皮肤，注意无菌操作，防止感染。

（5）高碳酸血症。高碳酸血症与气压、创面、手术时间呈正相关，持续二氧化碳充气后创面吸收二氧化碳增多。预防和护理措施：术后保持患者气道通畅，密切观察生命体征尤其是呼吸情况，给予吸氧，鼓励患者进行有效咳嗽、咳痰，及时清理呼吸道分泌物。

（6）出血。术后观察伤口敷料及引流液情况，若为少量出血，仅伤口敷料或引流管内有少量鲜血，一般经更换伤口敷料、重新加压包扎即可止血。若出血量大，每小时超过 100 mL，应及时告知医生，寻找出血位置，加压包扎，每 15 min 评估 1 次，没有活动性出血则无须再次手术止血。若短期内出现胸闷、脉速、烦躁、面色苍白、上肢湿冷、呼吸急促、血压下降等内出血和休克的表现，应立即报告医生，加快输液、输血速度，并迅速做好术前准备再次手术止血。

（7）感染。术后急性期感染通常发生在术后 2 周内，伤口出现红、肿、热、痛等反应，体温在 38.5 ℃以下。慢性感染可在术后 3~6 个月出现，可能与假体消毒不严、机体抵抗力差、慢性排异反应有关。预防和护理措施包括：术前彻底清洁手术部位皮肤，假体植入物术后使用抗生素预防感染，保持伤口敷料干洁，换药时严格执行无菌操作，加强引流管护理防止逆行感染，加强全身营养，增强机体免疫力。

（8）其他并发症。假体暴露、乳房假体移位、乳房假体包膜挛缩、假体破裂、渗漏的预防及护理参见第二章第三节"四、（二）3."相应内容。

第四节　出　院　指　导

一、伤口护理

（1）保持伤口清洁干燥。
（2）拆线 3~7 天后可淋浴。

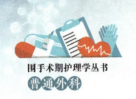

（3）伤口愈合后，可使用除疤膏，预防瘢痕组织形成。

二、饮食指导

膳食指南倡导饮食多样性，避免只吃精粮、复合加工食物。建议每日三餐应由谷物（主食）、新鲜果蔬、优质蛋白组成，比例约为4∶3∶3；限制高糖、高脂、高盐、辛辣、腌制食物以及酒精、红肉和加工肉制品等的摄入，避免服用含激素的食物及保健品，维持健康体重。

三、工作、生活和社交

保持心情舒畅，适当锻炼身体，尽快融入正常的生活、工作和社会活动中。

四、定时进行乳房自检

指导患者掌握乳房自检手法。

五、按时返院进行复查

术后复查项目详见表2-8。

表2-8　术后复查项目

时间	体格检查	B超	CT	MR	乳腺钼靶	全身骨扫描	心电图	血常规及肝肾功能	肿瘤标志物、基因检测
术后3个月	√	√					√	√	√
术后6个月	√	√	√	√	√		√	√	√
术后9个月	√	√					√	√	√
术后12个月	√	√	√	√	√	√	√	√	√
术后15个月	√	√						√	√
术后18个月	√	√	√	√			√	√	√
术后21个月	√	√						√	√
术后24个月	√	√	√	√	√		√	√	√
术后30个月	√	√					√	√	√
术后36个月	√	√	√	√	√	√	√	√	√

续上表

时间	体格检查	B超	CT	MR	乳腺钼靶	全身骨扫描	心电图	血常规及肝肾功能	肿瘤标志物、基因检测
术后42个月	√	√	√	√	√	√	√	√	√
术后48个月	√	√	√	√	√	√	√	√	√
超过术后48个月	√	√	√	√	√	√	√	√	√

注：第1~2年每3个月随访1次，第3~4年每6个月随访1次，第5年开始每年随访1次。

第三章　食管癌围手术期护理

第一节　食管解剖生理概述

一、食管的解剖概要

食管（esophagus）是一长管状的肌性器官，是消化道最狭窄的部分（表 3-1）。

表 3-1　食管分段

食管分段	解剖位置
颈段（上）	长约 5 cm，是指由食管开始端至颈静脉切迹平面的一段
胸段（中）	长约 15 cm，上接食管颈段，下至横膈膜肌食管裂孔
腹段（下）	仅 1～3 cm，上接胸段，下接胃贲门部，与肝左叶后缘相邻

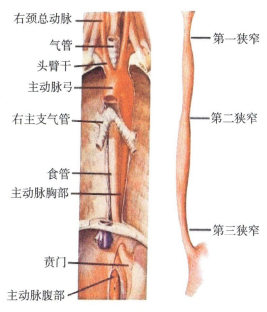

图 3-1 食管前面观

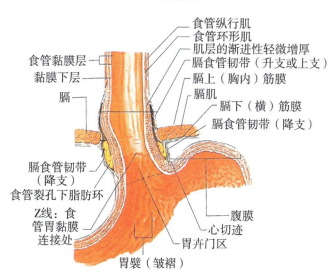

图 3-2 食管腹部周围结构

图片来源同图 1-1。

食管的淋巴系统。由食管黏膜、黏膜下层、肌层发出的淋巴输出管,离开食管后分两路,短输出管进入食管旁淋巴结,长输出管走行一段距离后进入食管附近淋

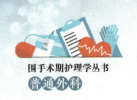

巴结。了解淋巴的流行方向,有助于了解食管癌经淋巴道转移的规律,如颈段食管癌常有颈部淋巴结转移,晚期食管癌可有锁骨上淋巴结转移。

二、食管的生理概要

食管没有分泌和消化的功能,主要的功能是通过蠕动把食团输送到胃内,下段食管除运送食物,还有防止胃内食物反流到食管的作用。食管的生理狭窄见表3-2。

表 3-2　食管的生理狭窄

生理狭窄	解剖位置
第1个狭窄	环状软骨下缘,即相当于第6颈椎下缘平面,距门齿15 cm
第2个狭窄	位于左主支气管及主动脉弓处,即第4～5胸椎之间的高度,距门齿约25 cm
第3个狭窄	横膈膜肌的食管裂孔处,距门齿35～40 cm

注:食管的这三个狭窄,是异物滞留和食管癌的好发部位。

第二节　食　管　癌

食管癌是一种常见的消化道恶性肿瘤,在我国其发病率和死亡率男性高于女性,发病年龄多在40岁以上,以60～64岁年龄组发病率最高。

一、病因

食管癌病因至今尚未明确,可能与下列因素有关(表3-3)。

表 3-3　食管癌病因

病因	相关因素
亚硝胺及真菌	亚硝胺是公认的化学致癌物
营养不良及微量元素缺乏	饮食缺乏动物蛋白、新鲜蔬菜和水果(维生素A、维生素B及维生素C的缺乏)
饮食习惯	吸烟、长期饮烈性酒,进食粗糙、过热食物,进食过快
遗传因素	发病常呈家族聚集现象
其他因素	食管慢性炎症、黏膜损伤及慢性刺激亦与食管癌发病有关

二、病理与分型

食管癌绝大多数为鳞状上皮癌，占 95% 以上。中胸段食管癌最多，其次为下胸段，上胸段少见。贲门部腺癌可向上延伸累及食管下段。

按病理形态，中晚期食管癌可分为 5 型（表 3-4）。

表 3-4　食管癌病理分型

分型	性质	转移途径
髓质型（最常见）	管壁明显增厚并向腔内外扩展，切面呈灰白色均匀致密的实体肿物	通过淋巴转移，血行转移发生较晚：①直接扩散；②淋巴转移；③血行转移
蕈伞型	瘤体呈椭圆形扁平肿块，向腔内呈蘑菇样凸起，其底部凹凸不平	
溃疡型	瘤体的黏膜面呈深陷而边缘清楚的溃疡，瘤体形成明显的环形狭窄	
缩窄型	瘤体形成明显的环形狭窄，累及食管全部周径，较早出现阻塞症状	
腔内型（较少见）	癌肿呈息肉样向食管腔内突出	

三、临床表现

食管癌临床表现见表 3-5。

表 3-5　食管癌临床表现

	症状	体征
早期	常见无明显症状，食物通过缓慢或有停滞感、异物感。哽噎、停滞感通常通过饮水而缓解或消失	无
中晚期	进行性吞咽困难为其典型症状，难咽干硬食物→只能进半流质、流质食物→滴水难进→患者逐渐消瘦、贫血、脱水和无力	①可触及锁骨上淋巴结肿大，严重者有腹水征；②恶病质状态。若有肝、脑等脏器转移，可出现黄疸、腹水、昏迷等

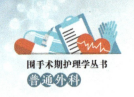

四、影像学检查

(一)食管吞钡双重对比造影

早期可见:食管皱襞紊乱、粗糙或有中断现象,严重狭窄者近端食管扩张。

(二)内镜及超声内镜检查

食管纤维内镜检查可直视肿块部位、形态,并可钳取活组织做病理学检查。超声内镜检查可用于判断肿瘤侵犯深度、食管周围组织及结构有无受累,以及局部淋巴结转移情况。

(三)放射性核素检查

利用某些亲肿瘤的核素进行检查,对早期食管癌病变的发现有帮助。

(四)气管镜检查

肿瘤在隆嵴以上应行气管镜检查,同时应注意腹腔脏器及淋巴结有无肿瘤转移。

(五)胸、腹部 CT

能显示食管癌向管腔外扩展的范围及淋巴结转移情况,辅助判断能否手术切除。

五、治疗

以手术治疗为主,辅以放射治疗、化学治疗等多学科综合治疗。

(一)手术治疗

手术治疗是治疗食管癌首选方法。是可切除食管癌的首选治疗方法。术前应进行准确的 TNM 分期①。手术方式是肿瘤完全性切除(切除的长度应在距癌瘤上、下缘 5~8cm 以上),消化道重建和胸、腹两野或颈、胸、腹三野淋巴结清扫。

1. 手术适应证

(1)Ⅰ、Ⅱ期和部分Ⅲ期食管癌(T、N;M,部分 T、N、M)。

(2)放疗后复发,无远处转移,一般情况能耐受手术者。

---

① TNM 是根据肿瘤的大小和邻近组织受累范围、淋巴结受累情况、远处转移情况而对肿瘤进行的分期。"T"表示肿瘤原发灶的情况;"N"表示区域淋巴结受累情况;"M"表示远处转移。

（3）全身情况良好，有较好的心肺功能储备。

（4）对较长的鳞癌估计切除可能性不大而患者全身情况良好者，可先采用术前放化疗，待瘤体缩小后再做手术。

2. 手术禁忌证

（1）Ⅴ期及部分Ⅲ期食管癌（侵及主动脉及气管的 T_4 病变）。

（2）心肺功能差或合并其他重要器官系统严重疾病，不能耐受手术者。

食管切除的手术入路包括单纯左胸切口、右胸和腹部两切口、颈胸腹三切口、胸腹联合切口，以及不开胸经食管裂孔钝性食管拔脱术等不同术式。目前临床常用经右胸的两切口或三切口入路，因其更符合肿瘤学原则。

早期食管癌及癌前病变可以采用内镜下治疗，包括射频消融、冷冻治疗、内镜黏膜切除术（EMR）或内镜黏膜下剥离术（ESD），但应严格掌握手术适应证。

对晚期食管癌无法手术者，为改善生活质量，可行姑息性减张手术，如食管腔内置管术、胃造瘘术等。近年来，食管癌术前放化疗（新辅助放化疗）取得了较好的效果，不但提高了手术切除率，也改善了远期生存质量，适合于部分局部晚期食管癌。

目前食管癌的切除率为58%～92%，手术并发症发生率为6.3%～20.5%；切除术后5年和10年生存率分别为8%～30%和5.2%～24.0%。

（二）放射疗法

（1）术前放疗。可增加手术切除率，提高远期生存率。一般放疗结束2～3周后再做手术。

（2）术后放疗。对术中切除不完全的残留癌组织在术后3～6周开始术后放疗。

（3）根治性放疗。多用于颈段或胸上段食管癌；也可用于有手术禁忌证且患者尚可耐受放疗者。三维适形放疗是目前较先进的放疗技术。

（三）化学治疗

食管癌化疗分为姑息性化疗、新辅助化疗（术前）、辅助化疗（术后）。化学治疗必须强调治疗方案的规范化和个体化。采用手术治疗与化疗相结合或与放疗相结合的综合治疗，有时可提高疗效，或使食管癌患者症状缓解，存活期延长。但要定期检查血常规，并注意药物不良反应。

（四）放化疗联合

局部晚期食管癌但无全身远处转移可以进行新辅助同步或序贯放化疗，然后重新评估疗效以决定是否行外科手术治疗或继续行根治性放化疗。

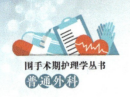

第三节 食管癌围手术期护理要点

一、心理护理

心理护理参见第一章第三节"一、"相应内容。

二、术前护理

（一）体格检查

食管癌晚期典型症状为进行性吞咽困难，持续胸痛或背痛。注意是否有腹水、胸腔积液及肝肿块。

（二）术前营养评估

使用 NRS 2002 评分单（附表 1）进行初步筛查，根据评分给予相应护理措施。存在以下情况之一的患者存在重度营养风险，应立即由营养师进行营养干预：①前 6 个月内体重减轻超过 10%～15%。② BMI < 18.5 kg/m^2。③ NRS 2002 ≥ 3 分或 SGAC 级，或在无肝肾功能障碍的情况下，白蛋白< 30 g/L。

1. 护理诊断
营养失调：低于机体需要量。

2. 护理措施
护理措施参见第一章第三节"二、（三）"相应内容。

（三）血栓

评估使用深静脉血栓风险评估单（附表 7），根据评分给予相应护理措施。

（四）术前准备

1. 术前宣教
体位训练、呼吸功能锻炼（<u>缩唇呼吸</u>、<u>腹式呼吸</u>、<u>深呼吸有效咳嗽法</u>、<u>呼吸训练仪的使用</u>），提前宣教术后当天注意事项的目的：为患者能更好地进行术后配合，达到尽快恢复的目的。

（1）主动循环呼吸技术（ACBT，表 3-6）。

表 3-6 主动循环呼吸技术

方法	具体操作	作用	图示
平静呼吸（BC）：即安静状态下的自然呼吸	帮助患者进行轻柔的潮气量呼吸，肩颈放松，最好经鼻吸气，呼吸幅度跟平时一样，治疗师把手放于患者腹部，引导患者进行腹式呼吸	平静呼吸可以减少呼吸做功，能放松紧张的呼吸肌，避免气道痉挛，是排痰技术中的"休息"部分	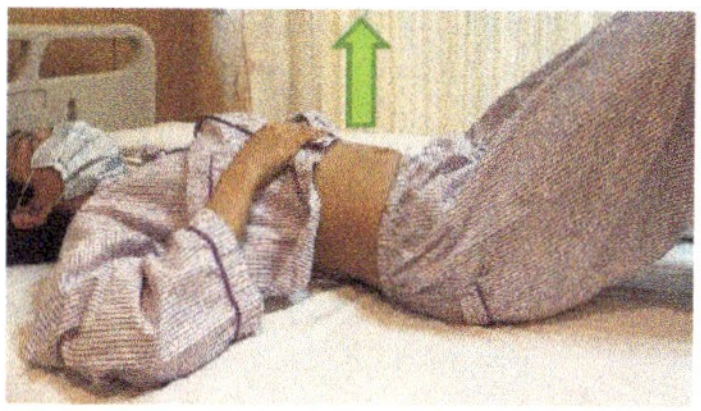 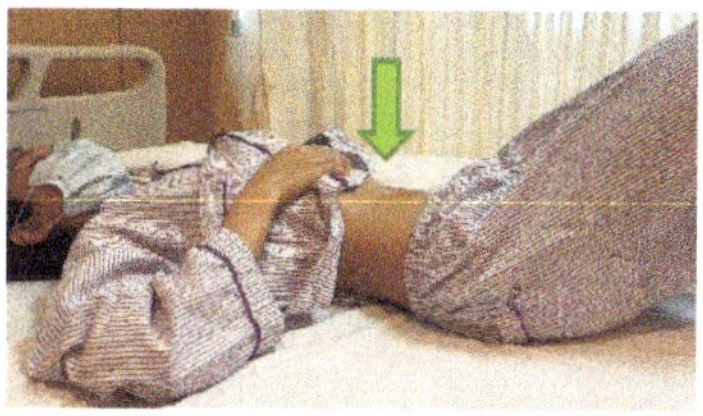
吸气扩胸（TEE）	（1）手放置在患者胸廓两侧，引导患者吸气时尽量扩张胸廓，保持 3～5 s，再做缩唇呼吸，慢慢将气体呼出。 （2）这一个动作可以做 3～4 次，然后平静呼吸 3～4 次	松动分泌物，充分扩张胸廓和肺脏，改善呼吸肌力量	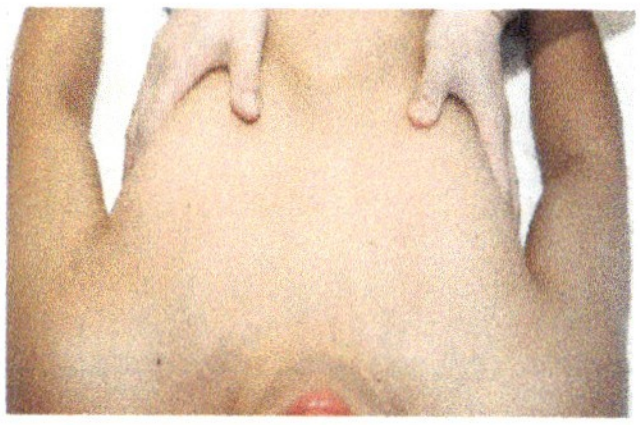
用力呼气（哈气）（FET）（重点）	（1）保持嘴和声门开放，用力呼气，做出哈气的动作。 （2）缓慢吸气，然后用力呼气，延长呼气时间。 （3）保持声门开放：可以嘴含直径 2～3 cm 的塑料管练习，或者对着镜子哈气。	扩张塌陷的气道，增加有阻塞但未闭合气道的气流，移动并清除分泌物	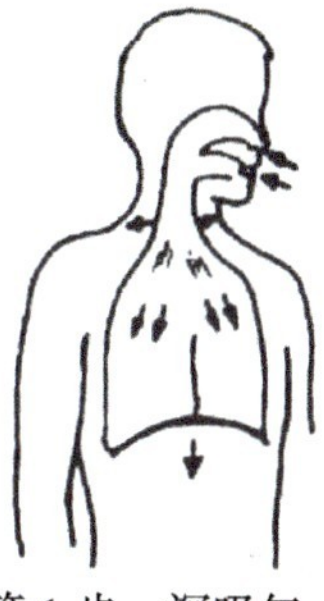 第1步：深吸气。

续上表

方法	具体操作	作用	图示
用力呼气（哈气）（FET）（重点）	（4）如果哈气时发出高调的声音，说明声门是关闭的或者部分关闭的。调整呼气流速和用力大小：尽可能增大呼气流速，哈气太轻没有效果，呼速大于吸气流速10%，才有助于痰液排出。另一方面，用力过大会导致气道陷闭。 （5）通常一次练习只做2～3次用力呼气，以避免气道痉挛	体位：常用半卧位或坐位，能让患者呼吸肌放松，减少呼吸困难，提高肺容积	第2～4步：闭气、关闭声门、增加胸膜腔内压。 第5步：声门开放

（2）主动循环呼吸技术步骤（图3-3、图3-4）。

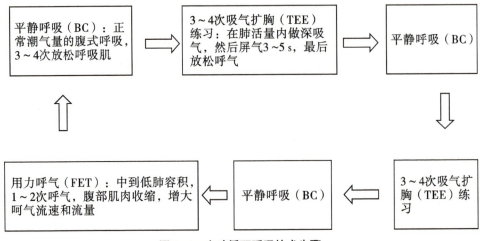

图3-3 主动循环呼吸技术步骤

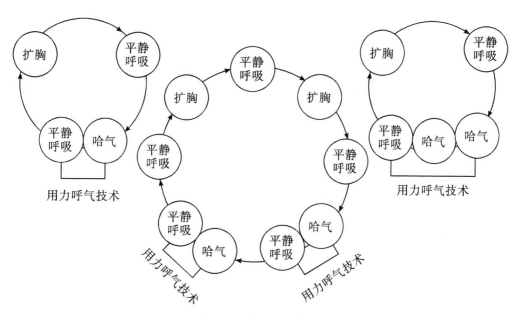

图 3-4 用力呼气技术

（3）ACBT 相比其他气道廓清技术的优点：

A．可以改善肺功能，预防肺组织塌陷。

B．不加重低氧血症和气流阻塞。

C．避免咳嗽引起的气道狭窄，导致气道阻力增加，阻碍分泌物清除。

D．减少患者疲劳，尤其适合年老体弱的患者。

E．训练内容简单易学，患者可以自行训练。

F．不需要设备，陪练成本小。

2．术后当天注意事项

术后当天注意事项见表 3-7。

表 3-7　术后当天注意事项

指导内容	详细说明	目的
体位	麻醉未清醒前取平卧位，头偏向一侧；术后 6 h 清醒且血压稳定者改半卧位或健侧卧位	预防呕吐物吸入而窒息或并发吸入性肺炎
饮食	术后根据患者个体所需能量给予肠内营养及静脉营养，逐步改为全肠内营养，术后一周复查上消化道造影，无特殊可少量进水	保证营养，提高机体抵抗力，促进伤口愈合

续上表

指导内容	详细说明	目的
疼痛	采用 NRS 评分法判断患者术后疼痛情况。对评分大于 3 分者实行干预	有效降低术后疼痛程度，减轻负面情绪，促进康复
伤口敷料	保持敷料干洁，无渗血渗液	预防感染
引流	妥善固定胸腔引流管，引流液颜色呈深红色或淡红色，正常术后 5 h 内每小时小于 100 mL，24 h 小于 500 mL	防止引流管堵塞、扭曲、受压，预防活动性出血
活动	麻醉清醒后床上活动，如四肢主动活动、抬臀及间歇翻身等	预防术侧胸壁肌肉粘连、肩关节僵直

3. 用物准备

术后相关用物准备见表 3-8。

表 3-8　术后相关用物准备

物品	图片	作用	数量
呼吸训练仪		肺功能锻炼，减少术后肺部感染机会	1 个
护理垫（60 cm×90 cm）		保持床单位清洁，减少术后频繁更换床单引起的不适	1 包
柠檬		预防术后恶心呕吐，止呕	2～4 个

4. 患者接受度评价

术前准备患者接受度评价见附表3。

三、术中护理

（一）手术名称及麻醉方式

（1）手术名称：经胸食管癌切除术（图3-5）。经胸食管癌切除是目前常规的手术方法。手术路径包括单纯左胸切口、右胸腹部切口、颈胸腹三切口、胸腹联合切口，以及不开胸经食管裂孔钝性食管拔脱术等不同术式。食管下段癌的吻合口部位通常在主动脉弓上，而食管中段或上段癌的吻合口部位在颈部。胃是最常用的食管替代物，其他可以选择的替代物有结肠和空肠。目前以胸（腹）腔镜为代表的微创技术也应用到食管癌外科治疗中，主要用于较早期食管癌和心肺功能较差、不能耐受开胸者。各种术式的选择取决于患者的病情和肿瘤的部位，常见的术后并发症是吻合口瘘和吻合口狭窄。

（2）麻醉方式：气管内插管全身麻醉。

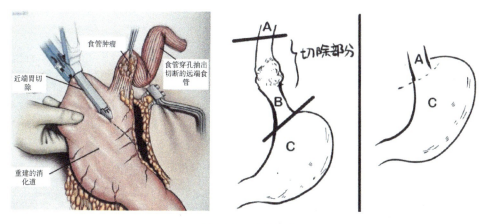

图 3-5　手术方式

（二）术中病房准备

术中病房准备：麻醉床准备（图1-5）及床旁备物（表3-9）。

表 3-9　床旁备物

物品	图片	作用	数量
心电监护仪		监测患者生命体征及血氧饱和度的变化	1个
吸氧装置、氧卡、"四防"牌		促进呼吸肌功能恢复，有助于提高血液中氧饱和度	1套
气管切开包		术后出现紧急并发症时，可在床旁行气管切开术	1个
无菌剪刀		伤口皮下血肿压迫气管时，用以拆线打开伤口，降低气管压力，清除血块，缓解呼吸困难	1把

第三章 食管癌围手术期护理

续上表

物品	图片	作用	数量
无菌手套		无菌操作时使用	2双
中心负压吸引装置		吸痰时使用	1套
凡士林纱布和弯钳		拔除胸腔引流管时使用，也可用于胸腔引流管脱管时	凡士林纱布及弯钳各2个，医用纱布适量
过床板		方便术后患者过床	1个

· 81 ·

续上表

物品	图片	作用	数量
二次固定胶布和管道标识		固定术后管道，标注管道名称、置入时间及置入长度、外露长度	尿管标签及胶布各1个；颈部引流管标签及胶布各2个
别针		固定术后管道	2～3个
棉签		禁食禁饮期间湿润口唇	1～2包
尿壶		倾倒及测量术后引流液量	1个

续上表

物品	图片	作用	数量
翻身枕		方便翻身，预防压疮	1个
血压计、体温计		测量生命体征	各1个
护理床边记录单		记录出入量及翻身时间	1份
0.9氯化钠100 mL、输液器、延长管、直尺		术后测CVP，根据CVP值调节输液速度	各1份
血糖仪、血糖试纸、末梢采血针		术后监测血糖，及时调节营养袋糖分和胰岛素用量	1套

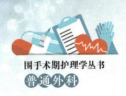

四、术后护理

（一）护理评估

1. 生命体征评估

测量血压、脉搏、呼吸，每 30 min 测 1 次，共测 4 次。患者生命体征平稳后，改为每小时测 1 次，共测 2 次。术后 24 h 病情平稳后逐步延长测量间隔时间。遵医嘱监测 CVP 及血糖。

2. 疼痛评估

术后注意妥善固定好管道，避免因管道牵扯引起疼痛。

术后疼痛管理参见第一章第三节"四、（一）2."相应内容。

3. 跌倒/坠床风险评估

跌倒/坠床评估单见附表 5。

4. 压疮风险评估

压疮风险评估单见附表 6。

5. 血栓风险评估

深静脉血栓风险评估单见附表 7。

根据具体情况给予<u>床上活动</u>，使用弹力袜（掌握<u>穿脱弹力袜方法</u>）及抗凝药物。

弹力袜预防下肢静脉血栓要点见表 3-10。

表 3-10 弹力袜预防下肢静脉血栓要点

穿戴时机	穿戴目的	注意事项
血栓风险评估表得分为 3～4 分即可启用，于术前一天或者手术当天开始穿直至患者能下床行走	预防长期卧床患者的下肢深静脉血栓形成，可促进浅静脉回流，加速深静脉血液回流，改善下肢静脉淤血症状，从而达到预防深静脉血栓的作用	（1）弹力袜应每天穿戴 8～12 h，建议弹力袜连续穿戴时每 4 h 脱 1 次，每次脱下 20 min 以便检查皮肤。最好是在清晨尚未起床时穿上，一直到夜间上床后再脱掉。 （2）长时间穿戴不合适的袜子会出腿部肿胀，出现赤色疙瘩，并伴随瘙痒体现。 （3）各类皮肤病或神经性疾病急性发作期的人要慎用。 （4）心源性水肿者不能运用防静脉曲张袜。 （5）防静脉曲张袜穿戴前应注重挑选腿可承受的压力，不可盲目寻求高压。 （6）动脉硬化患者、血栓患者禁用。 （7）高度动脉机能不全者不能运用防静脉曲张袜。 （8）深层血栓形成期者不能运用防静脉曲张袜

(二)体位

(1)麻醉未清醒前取平卧位(图3-6)。

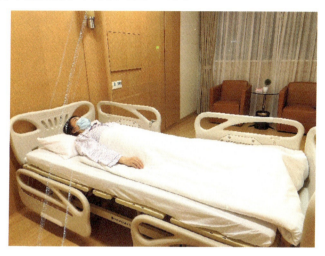

图3-6 平卧位

(2)术后清醒且血压稳定者改半卧位(图3-7)或健侧卧位。

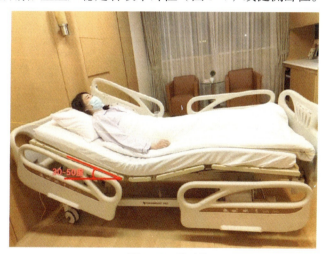

图3-7 半卧位

(3)术后第一天至出院后使用空肠营养期间坐位或半坐卧位,睡觉也要保持半坐卧位:使患者吻合口处于高位,利于患者引流液引出,坐位更利于呼吸。

(三)伤口护理

(1)观察伤口有无红肿热痛、渗血渗液等,渗血渗液及时换药。

（2）胸腔闭式引流穿刺口观察是否有皮下气肿。

（四）管道护理

（1）掌握胸腔闭式引流管固定方法及胸腔闭式引流瓶更换方法。观察开胸患者胸腔闭式引流瓶水柱有无波动及波动范围，观察引流液颜色、性质、量及其变化。观察引流管内有无大量血性液体、乳糜样液体等，若有则提示发生出血、乳糜胸、感染等并发症。

（2）胃管拔管指征（掌握胃管固定方法）：根据术后5～7天所示消化道造影结果决定是否拔管。

（3）胸腔闭式引流管拔管指征：术后3～4天引流液不超过20 mL/d，可考虑拔管（胃管及胸引管在特殊情况下可延长至术后2周拔管）。

术后管道观察要点见表3-11。

表3-11 术后管道观察要点

管道名称	引流液颜色	引流液量	引流液性状	水柱波动	拔管指征
胃管	正常：暗红色或墨绿色，无异味。异常：鲜红色	正常：术后第一天不超过200 mL。异常：大于100 mL/h，考虑有活动性出血	正常：澄清、无异味。异常：呈鲜红色或乳糜样，有凝血块	无	根据术后5～7天所示上消化道造影检查结果而定
胸腔闭式引流管	正常：暗红色血性引流液，逐渐变淡	正常：第一个2 h引流液量100～300 mL，第一个24 h量约500 mL；第一个8 h引流液多为血性。异常：大于100 mL/h，考虑有活动性出血	正常：澄清无异味。异常：呈鲜红色，有凝血块	正常：4～6 cm。波动过高，提示可能肺不张；无波动则提示引流不畅或肺已复张	3～4天患者病情平稳，暗红色血性引流液逐渐变淡，每日量小于50 mL，无气体逸出，上消化道造影检查结果良好，可拔除胸腔引流管
尿管	正常：黄色或淡黄色。异常：茶色或浓茶色	少于500 mL/24 h考虑：①心功能不全；②血容量不足；③感染性休克导致肾功能不全	正常：澄清。异常：絮状，考虑尿路感染	无	视情况而定，尽早拔管

(五)饮食指导

(1)肠内营养(掌握肠内营养输注方法):术后1个月内禁止经口进食,经空肠营养管泵入肠内营养素(如安素)。

(2)肠外营养:通过深静脉补充每天所需营养。

(六)观察要点

(1)胃肠减压的护理。

(2)空肠营养管护理。

胃肠道护理见表3-12。

表3-12 胃肠道护理

项目	要点
胃肠减压的护理	术后3~4日内持续胃肠减压,妥善固定胃管,防止脱出,待肛门排气,胃肠减压引流量减少后,拔除胃管;严密观察引流液的量、性状及颜色并准确记录;经常挤压胃管,避免胃液引流不畅使胃扩张,发生吻合口瘘;胃管脱出后,严密观察病情,不应盲目插入,以免戳穿吻合口,发生吻合口瘘
结肠代食管术后护理	保持置于结肠袢内的减压管通畅;注意观察腹部体征,了解有无发生吻合口瘘、腹腔内出血或感染等,发现异常及时通知医生;结肠代食管后,因结肠逆蠕动,患者常嗅到粪便气味,需要向患者解释原因,并指导其注意口腔卫生,一般这种情况半年后可逐步缓解

(七)常见并发症

(1)出血。

(2)吻合口瘘。

(3)乳糜胸。

(4)空肠营养管堵塞。

并发症的护理见表3-13。

表 3-13　并发症的护理

项目	临床表现	原因	处理方法
出血	观察并记录引流液的性状、量，若持续引流 2 h 超过 4 mL/（kg·h），伴血压下降、脉搏增快、躁动、出冷汗等低血容量表现，应考虑有活动性出血	手术中吻合口血管止血不严密、围手术期应激性溃疡、吻合口胸主动脉瘘、凝血功能障碍等	嘱患者卧床休息，减少活动，遵医嘱给予止血处理，严密观察患者胃管、胸腔引流所引出液体的颜色及量，给予患者足够的营养支持
吻合口瘘	观察患者胃管及胸引液的颜色、量，一般无明显的症状，若有感染、营养不良、贫血、低蛋白血症等，可考虑吻合口瘘	吻合技术欠佳、胸腔内负压过大、胃管拔除过早，以及不能合理饮食且遵守少量多餐的基本原则，过早进食、过多进食，且食用坚硬食物，吞咽大块食物，十分容易引发晚期吻合口瘘	患者立即禁食，协助行胸腔闭式引流并常规护理，遵医嘱予抗感染及营养支持，严密观察生命体征，若出现休克症状应积极进行抗休克治疗，若须再次手术者应积极配合医生完善术前准备
乳糜胸	胸引液由清变浊，由淡红色变成乳白色，且随着进食量增多而增多，患者表现为脱水、消瘦、胸闷气急、呼吸困难等症状	造成并发乳糜胸的主要原因是在手术过程中，由于胸导管与食管之间的位置关系比较特殊，在施行食管中、上段癌切除及分离癌肿时，极易对胸导管及其分支造成一系列的损伤	应积极预防和及时处理，禁食，给予肠外营养支持，迅速协助放置胸腔闭式引流，必要时低负压持续吸引

（八）康复锻炼

（1）呼吸锻炼：腹式呼吸（3 次/天，5～10 组/次）、缩唇呼吸（3～5 次/天，10～15 组/次）、有效咳嗽（3～5 次/天，10～15 组/次）配合使用呼吸功能锻炼器（4～6 次/天，每次 2～3 min）。

（2）卧床活动能预防肺部感染、血栓、压疮，促进胃肠道功能恢复。

（3）<u>下床活动</u>（表 3-14）能促进胃肠道功能恢复，缓解腹胀，有助于尽早排气、排便。

表 3-14 下床活动要点

时间段	活动	频率	注意事项
麻醉清醒后	床上活动，如四肢主动活动、抬臀及间歇翻身等	根据患者自身忍耐程度进行	（1）妥善保护引流管。 （2）观察病情变化，若出现头晕、气促、心动过速、心悸和出汗等症状，立即停止活动。 （3）高龄（大于70岁）、冠心病患者、高血压患者不宜早期下床活动，以免因缺氧出现心肺并发症
术后第一天	鼓励及协助患者床上坐起，坐在床边双腿下垂或床旁站立移步	每次 3～5 min，根据患者情况逐渐增加活动量	
术后第二天	扶持患者围绕病床在室内行走		

第四节 出院指导

一、饮食指导

（一）肠内营养

（1）"三大纪律"：增强体质、禁忌平卧、忌口。

A．增加体质量。大部分患者从发病开始出现进行性吞咽困难，引起进食量减少或进食的食物单调而引起营养不良，入院后经过大手术或放化疗治疗的创伤，往往伴有不同程度的营养不良，表现为体重减轻，所以要求患者出院后适当增加体重，维持正常体重，提高机体的能量储备，有利于提升机体的素质和免疫力，为手术或放化疗后的后续治疗做好准备。

B．禁忌平卧。食管癌术后胃的解剖位置改变，贲门切除后，防止反流的屏障消失；支配胃的迷走神经被切断，易引起胃排空不良；喉返神经损伤，患者饮水进食易发生呛咳误吸。因此要求患者出院后睡觉时床头、背部抬高 30°以上，终生禁忌平卧，是防止胃内容物反流误吸引起肺部感染，甚至窒息死亡的关键措施。

C．忌口。要增加体重首先就要忌口，但不宜过度忌口。许多肿瘤患者受民间

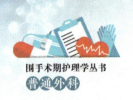

谣传影响，出院后过度忌口，如不吃鸡肉、鸭肉、鸡蛋、鱼、姜、辣椒等，引起身体严重营养不良。其次要均衡饮食，从营养学的理论依据看，每一种食物都有它独特的营养，没有无营养的食物，只有不科学的食物搭配。因此，食物搭配要均衡、粗细组合，少量多餐；进食过程细嚼慢咽，使食物充分磨碎，使唾液与食物充分混合，利于消化吸收，为维持正常体重打好基础。

（2）"八项注意"。

A. 出院第一周：半流质饮食是预防食管癌术后早期吻合口瘘的一项关键措施。主要吃：粥、牛奶、米糊、烂饭粥、面条、米粉、蔬菜和肉剁碎煮，就好像婴儿吃的食物一样，切忌吃坚硬的食物刺激吻合口。

B. 出院第二周：普通饮食是预防吻合口狭窄的一项关键措施。主要吃馒头、米饭、炖烂的肉、蔬菜、水果等。若出院第二周仍只吃流质或半流质饮食，吻合口没有机械性扩张，容易引起吻合口的瘢痕生长，导致吻合口狭窄，患者再次出现进行性吞咽困难，影响食物营养的供给，不利于术后的康复，影响患者的生活质量。

C. 少量多餐：每日吃六餐以上，每次不能吃得过饱。食管癌根治术后患者胃腔较前明显缩小，吃得过饱容易引起误吸现象（尤其是高龄患者），诱发肺部感染甚至窒息死亡，为了保证营养，建议患者每日少量多餐。

D. 适当活动：餐后 30 min 可到空气新鲜的地方散步，每次行走 15 min 以上，有利于胃肠蠕动，帮助消化。建议最好由家属陪同散步，既能体现家庭的关怀，又可增强患者康复的信心。

E. 定时测量体质量：每日清晨空腹测量体重，可监控体质量的增减。随时调节饮食增减或搭配，若体重持续下降或有其他不适，要随时回医院检查。

F. 改变不良饮食习惯：避免进食煎炸、辛辣刺激性食物和腌制霉变食品。睡前 2 h 不要吃东西，尤其流质食物，是预防食物反流引起反流性食管炎或误吸引起肺炎甚至窒息死亡的关键措施。

G. 改变休息习惯：休息时床头、背部垫高 30° 以上，终身坚持，是预防反流性食管炎误吸、窒息的又一关键措施。

H. 定期复诊：出院 1 个月后复诊；若有发热、伤口红肿、胸痛、吞咽困难等不适随时回医院复诊。为使患者能得到及时的帮助及指导，患者出院后若有不适，可随时打电话咨询，有助于及时排除异常症状，方便患者复诊。

（3）预防倾倒综合征（dumping syndrome），见表 3-15。

表 3-15 倾倒综合征

项目	早期	晚期
原因	多因餐后大量高渗性食物快速进入十二指肠或空肠，致肠道内分泌细胞大量分泌肠源性血管活性物质，如 5-羟色胺、缓激肽样多肽、血管活性肽、神经紧张素和血管活性肠肽等，加上渗透压作用使细胞外液大量移入肠腔，从而引起一系列血管舒缩功能紊乱和胃肠道症状	主要因进食后，胃排空过快，含糖食物迅速进入空肠后被过快吸收使血糖急速升高，刺激胰岛素大量释放，而当血糖下降后，胰岛素并未相应减少，继而发生反应性低血糖，故晚期倾倒综合征又被称为低血糖合征
临床表现	多发生在进食后半小时内，患者以循环系统症状和胃肠道症状为主要表现。循环系统症状包括心悸、心动过速、出汗、全身无力、面色苍白和头晕等；胃肠道症状有腹部饱胀不适或绞痛、恶心呕吐和腹泻等	餐后 2～4 h 患者出现心慌、出冷汗、面色苍白、手颤、无力甚至虚脱等
护理	指导患者调整饮食，即少食多餐，避免过甜、过咸、过浓的流质饮食；宜进食低碳水化合物、高蛋白食物；用餐时限制汤水饮用；进餐后平卧 20 min。多数患者经调整饮食后，症状可减弱或消失，术后半年到 1 年内能逐渐自愈。极少数症状严重而持久的患者需要手术治疗	减少饮食中碳水化合物含量，增加蛋白质比例，少食多餐可防止其发生；出现症状时稍进食，尤其是糖类，即可缓解症状

（二）经口饮食

术后复查上消化道造影无特殊及术后 1 个月内清淡易消化流质饮食，评估有无吞咽障碍（洼田饮水试验）。

二、口腔护理

（一）目的

口腔内的细菌可能随着唾液进入食道，并在伤口部位停留繁殖，造成伤口感染。

（二）方法

不可进食者每 2 h 用生理盐水或有抑菌作用的漱口水漱口 1 次，可进食者进食后漱口。刷牙时选用抑菌牙膏和软毛牙刷在晨起与睡前刷牙。

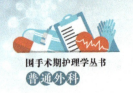

洼田饮水试验

1. 目的：通过饮水来筛查患者是否存在吞咽障碍及其程度。
2. 权责：

（1）护士：向患者做好洼田饮水试验的健康教育。

（2）患者：知晓洼田饮水试验的配合步骤与注意事项。

3. 定义。

洼田饮水试验是由日本学者洼田俊夫在1982年设计并提出的方法，即先让患者单次喝下2～3茶匙水，若无问题，再让患者像平常一样喝下30 mL水，通过观察和记录饮水时间、有无呛咳、饮水状态等来判断患者是否有吞咽障碍及其程度。

4. 通过症状筛查疑有吞咽障碍的患者。
5. 结果判断。

（1）分级标准：

Ⅰ级：可一次喝完，无呛咳。

Ⅱ级：可分两次喝完，无呛咳。

Ⅲ级：可一次喝完，但有呛咳。

Ⅳ级：可分两次以上喝完，且有呛咳。

Ⅴ级：常常呛咳，难以全部喝完。

（2）诊断标准：

正常：在5 s内喝完，分级在Ⅰ级。

可疑：喝完时间超过5 s，分级在Ⅰ～Ⅱ级。

异常：分级在Ⅲ～Ⅳ级。

三、复诊计划

拔除胃管及胸腔引流管后可以出院，出院后两周返院复查血常规、肝肾功能等，出现异常及时到医院就诊，不适随诊（表3-16）。

表 3-16 食管癌术后复诊计划方案

时间	体格检查	监测 CEA、CA19-9	上消化道造影	胸部、全腹部增强 CT	胃镜
术后 1 个月	√	√	√		
术后 3 个月	√	√			
术后 6 个月	√	√		√	√
术后 9 个月	√	√			
术后 12 个月	√	√		√	√
术后 18 个月	√	√		√	
术后 24 个月	√	√		√	
术后 30 个月	√	√			
术后 36 个月	√	√		√	√
术后 42 个月	√	√			
术后 48 个月	√	√		√	
术后 54 个月	√	√			
术后 60 个月	√	√		√	
以后每 2 年 1 次	√	√		√	

注：术后 1 年内行胃镜检查（推荐 3～6 个月行 1 次）；若有异常，1 年内再复查；若未见息肉，3 年内再复查；以后每 5 年复查 1 次。随诊检查发现的大肠腺瘤均建议切除。

本章引用网络图片来源

图 3-1：https：//www.sohu.com/a/225821185_100100380.

表 3-6 中图片：https：//www.sohu.com/a/160345354_393717.

第四章　胃癌围手术期护理

第一节　胃解剖生理概述

一、胃的解剖概要

胃位于上腹部，自左上象限向右下行，在左季肋区、上腹部和脐区。它占据了膈和腹前壁所形成的陷窝，两侧由上腹部脏器包绕。其容积在出生时为 20～30 mL，在成年人可增加至 1000～1500 mL。胃的腹膜面大网膜和小网膜的附着处被分开，在此定义了胃大弯和胃小弯，并将胃的表面分成了前、后两面。胃的分部通过在胃表面画线可将胃分成胃底、胃体、幽门窦（pyloric antrum）和幽门（pylorus）。胃底呈穹隆状，位于顶部和贲门的左侧，与膈顶相邻；它位于贲门到胃大弯之间的水平线上方。胃体从胃底延伸至角切迹，是胃小弯最低处的固定切迹。幽门是胃进入十二指肠的开口，贲门是胃与食管的连接处。自角切迹到胃大弯的凹陷处划一直线，即可确定胃体的最低点。幽门窦从此线处开始延伸，胃在此处缩窄成幽门管（长 1～2 cm）止于幽门口（ostium pyloricum）（图 4-1）。

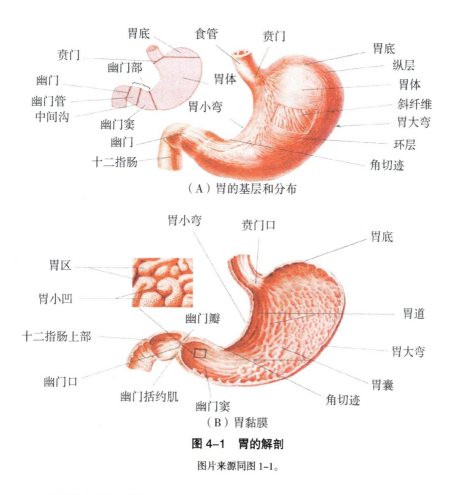

图 4-1 胃的解剖

图片来源同图 1-1。

二、胃的生理概要

胃（stomach）是消化管中最膨大的部分，界于食管和十二指肠之间，胃具有运动和分泌两大功能。

（一）胃的运动

胃的运动包括容纳、研磨和输送功能。当食物抵达胃后，近端胃主要是胃底和胃体产生容纳性舒张来接纳食物。当近端胃收缩时，可挤压部分食物进入胃窦与胃液搅拌并研磨，直至食糜颗粒直径约为 1 mm 时，幽门括约肌开放，食糜进入十二指肠，如此反复直至胃排空。

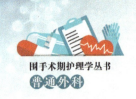

（二）胃液分泌

正常成人每天分泌 1500～2500 mL 胃液。胃液的主要成分为胃酸、酶、黏液、电解质和水。壁细胞分泌盐酸，非壁细胞分泌的成分略呈碱性，钠是主要的阳离子。胃液分为基础分泌（消化间期分泌）和餐后分泌（消化期分泌）。

第二节 胃 癌

胃癌（gastric cancer）是我国最常见恶性肿瘤之一，死亡率居恶性肿瘤第 2 位。好发年龄在 50 岁以上，男性发病率明显高于女性的，男女发病率比例约为 2∶1。

一、病因

胃癌的确切病因目前暂不明确，但以下因素与该病的发生有关。

（一）地域环境

胃癌发病有明显的地域性差别，在我国的西北与东部沿海地区胃癌发病率高于南方地区。

（二）饮食生活因素

长期食腌制、熏烤食品的人群中胃远端癌发病率高，食物中缺乏新鲜蔬菜、水果与发病也有一定的关系，吸烟者的胃癌发病危险性较不吸烟者高 50%。

（三）幽门螺旋杆菌感染

幽门螺杆菌（HP）感染也是引起胃癌的主要因素之一，HP 阳性者胃癌发生的危险性是 HP 阴性者的 3～6 倍。

（四）慢性疾患和癌前病变

易发生胃癌的胃疾病包括胃息肉、慢性萎缩性胃炎及胃部分切除后的残胃。

（五）遗传因素

与胃癌患者有血缘关系的亲属其胃癌发病率较对照组高 4 倍，其一级亲属患胃癌的比例显著高于其二、三级亲属，说明遗传因素起一定的作用。

二、病理与分型

（一）大体类型

1. 早期胃癌

仅局限于黏膜和黏膜下层，癌灶直径在 5 mm 以下称微小胃癌，10 mm 以下称小胃癌；癌灶更小仅在胃镜黏膜活检时诊断为胃癌，但切除后的胃标本虽经全黏膜取材未见癌组织，称"一点癌"。

2. 进展期胃癌

包括中、晚期胃癌，其癌组织超出黏膜下层侵入胃壁肌层为中期胃癌；病变达浆膜下层或超出浆膜外浸润至邻近脏器或有转移者称为晚期胃癌，国际上多按传统 Borrmann 分类法将其分为 4 型：Ⅰ型，息肉（肿块）型；Ⅱ型，无浸润溃疡型；Ⅲ型，有浸润溃疡型；Ⅳ型，弥漫浸润型。

（二）组织类型

世界卫生组织（WHO）于 2000 年将胃癌按组织学分型分为：①腺癌；②乳头状腺癌；③管状腺癌；④黏液腺癌；⑤印戒细胞癌；⑥腺鳞癌；⑦鳞状细胞癌；⑧小细胞癌；⑨未分化癌；⑩其他。胃癌绝大部分为腺癌。

（三）胃癌的扩散和转移

1. 直接浸润

分化差、浸润性生长的胃癌突破浆膜后，易扩散至网膜、结肠、肝、脾、胰腺等邻近器官。

2. 淋巴转移

淋巴转移是胃癌的主要转移途径，进展期胃癌的淋巴转移率高达 70% 左右，侵及黏膜下层的早期胃癌淋巴转移率近 20%。

3. 血行转移

血行转移最常见转移的器官有肝、肺、胰、骨骼等，以肝转移为多。

4. 腹膜种植转移

当胃癌组织浸润至浆膜外后，肿瘤细胞脱落并种植在腹膜和脏器浆膜上，形成转移结节。

三、临床表现

（一）早期胃癌

多数患者无明显症状，有时出现上腹部不适，如进食后饱胀、恶心等非特异性的上消化道症状。随着病情发展，患者出现上腹部疼痛加重，食欲下降、乏力、消瘦、体重减轻等症状。根据肿瘤的部位不同，症状也有不同，贲门胃底癌可有胸骨后疼痛和进行性哽咽感；幽门附近的胃癌可有呕吐宿食的表现；含血管肿瘤溃破后可有呕血和黑便等症状。

（二）中晚期胃癌

患者可触及上腹部质硬、固定的肿块，出现锁骨上淋巴结肿大、直肠前凹扪及肿块、贫血、腹水、黄疸、营养不良甚至恶病质等表现。

四、辅助检查

胃癌辅助检查见表4-1。

表4-1 胃癌辅助检查

名称	临床意义
胃镜检查	是诊断胃癌的最有效方法
X线钡餐	目前多采用X线气钡双重造影，通过黏膜相和充盈相的观察做出诊断
螺旋CT检查	可判断胃癌病变范围、局部淋巴结转移和远处转移情况，有助于胃癌的诊断和术前临床分期
正电子发射成像技术（PET）	可判断淋巴结和远处转移病灶的情况
实验室检查	大便隐血试验常呈持续阳性。部分患者肿瘤标志物癌胚抗原（CEA）、糖类抗原C19-9和糖类抗原CA125可升高，仅作为判断肿瘤预后和治疗效果的指标

五、治疗

早期发现、早期诊断和早期治疗是提高治疗胃癌疗效的关键，外科手术是治疗胃癌的主要手段，也是目前能治愈胃癌的唯一方法。对中晚期胃癌积极辅以化学治疗、放射治疗及免疫治疗等综合治疗以提高疗效。

(一)手术治疗

外科手术是胃癌的主要治疗手段,也是目前能治愈胃癌的唯一方法,分为根治性手术和姑息性手术。

1. 根治性手术

原则为彻底切除胃癌原发灶,按临床分期标准清扫胃周围的淋巴结,重建消化道。

(1)胃的切除范围:胃切线要求距肿瘤肉眼边缘5 cm以上;远侧部癌应切除十二指肠第一部3~4 cm,近侧部癌应切除食管下端3~4 cm。

(2)手术方式:根据肿瘤部位、进展程度及临床分期来确定(表4-2)。

表4-2 胃癌手术方式

名称	手术方式
早期胃癌根治术	行腹腔镜或开腹胃部分切除术,对于直径小于1 cm的非溃疡凹陷型和直径小于2 cm的隆起型黏膜癌,可在内镜下行胃黏膜切除术(EMR)
进展期胃癌根治术	行胃切除术。远端胃癌行根治性远端胃大部切除术,胃体和胃近端癌可行根治性全胃切除术,消化道重建常行食管空肠Roux-en-Y吻合术。近端胃癌也可以选用根治性近端胃切除、胃食管吻合治疗
扩大的胃癌根治术	适用于胃癌侵及邻近组织或脏器,包括胰体、胰尾部及脾的根治性胃大部切除术或全胃切除术

2. 姑息性手术

姑息性手术是指原发病灶无法切除,针对由于胃癌导致的梗阻、穿孔、出血等并发症状而做的手术,如胃空肠吻合术、空肠造口术、穿孔修补术等。

(二)非手术治疗(化疗)

可于根治性手术的术前、术中和术后应用,以延长患者生存期。

1. 适应证

早期胃癌根治术后原则上不必辅助化疗,有以下情况者应行辅助化疗:

(1)癌灶面积大于5 cm^2、病理组织分化差、淋巴结有转移、多发癌灶、年龄低于40岁者。进展期胃癌根治术后无论有无淋巴结转移均需化疗。

(2)对姑息手术后、不能手术或术后复发晚期胃癌患者采用适量化疗,能减缓肿瘤的发展速度,改善症状,有一定的近期效果。

(3)近年来的研究表明,对于无远处转移的进展性胃癌,可进行术前的新辅助化疗,有望降低根治术后的复发率。施行化疗的胃癌患者应当有明确的病理诊断,要求患者一般情况良好,心、肝、肾与造血功能正常,无严重并发症。

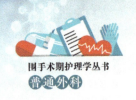

2. 给药方法

（1）常用的胃癌化疗给药途径有口服给药、静脉给药、腹膜腔给药、动脉插管区域灌注给药等。为提高化疗治疗效果，常选用多种化疗药联合应用。

（2）临床上常用的化学治疗方案见表 4-3。

表 4-3　胃癌化疗给药方案

名称	药物组成	疗程
FAM 方案	由氟尿嘧啶（5-Fu）、多柔比星（ADM）和丝裂霉素（MMC）3 种药物组成	6 周为一疗程
MF 方案	由丝裂霉素（MMC）和 5-Fu 组成	1 个月为一疗程
ELP 方案	由叶酸钙（CF）、5-Fu 和依托泊苷（VP-16）组成	每 3～4 周为一疗程

（3）近年来，紫杉醇类（多烯紫杉醇）、第三代铂类（奥沙利铂）、拓扑异构酶 1 抑制剂（伊立替康）、口服氯化嘧啶类（卡培他滨）等新的化疗药物用于胃癌治疗，这些新药单药有效率低于 20%，但联合用药有效率可达 50% 左右。

（三）其他治疗

包括放射治疗、热疗、免疫治疗、中医药治疗等，以及目前尚在探索阶段的基因治疗，如自杀基因疗法和抗血管形成基因疗法。

第三节　胃癌围手术期护理要点

一、心理护理

心理护理参见第一章第三节"一、"相应内容。

二、术前护理

（一）体格检查

1. 早期触诊

可仅有上腹部压痛不适。

2. 晚期触诊

可扪及上腹部肿块,若发生远处转移,可有肝大、腹水、锁骨上淋巴结肿大。

(二)术前营养评估

术前营养评估参见第一章第三节"二、(二)"相应内容。

(三)术前准备

1. 术前宣教

呼吸功能锻炼:<u>缩唇呼吸法</u>、<u>腹式呼吸法</u>、<u>深呼吸有效咳嗽法</u>、<u>呼吸训练仪</u>的使用。

2. 交代患者术后当天注意事项

交代患者术后当天注意事项,如体位、饮食、疼痛、引流、活动、伤口敷料等(表4-4)。

表4-4 术后当天注意事项

指导内容	详细说明	目的
饮食	(1)拔除胃管前禁食,拔胃管后当日可饮少量水或米汤。 (2)若无不适,第2日进半量流质饮食,每次50~80 mL。 (3)第3日进全量流质饮食,每次100~150 mL。 (4)进食后,无不适,第4日可进半流质饮食。食物宜温、软,易于消化,忌生、冷、硬和刺激性食物,少量多餐。开始时每日5~6餐,逐渐减少进餐次数并增加每次进餐量,逐步恢复正常饮食	进行阶梯式饮食,逐步过渡到正常饮食,使胃肠道逐渐适应
体位	术后取平卧位,待患者血压平稳后给予低半卧位	保持腹肌松弛,减轻腹部切口张力,减轻疼痛,也有利于呼吸和引流
疼痛	(1)手术引起的疼痛:用疼痛评估表进行评估并干预。 (2)因咳嗽及下床活动引起的伤口疼痛:指导患者有效地咳嗽,并正确利用腹带。 (3)适当摇高床头	(1)评估是否有十二指肠残端破裂及吻合口破裂或吻合口瘘。 (2)正确使用腹带可减少咳嗽及下床时对腹部伤口的牵拉。 (3)减轻腹部伤口的张力
伤口敷料	保持伤口敷料干结,无渗血渗液	预防感染
引流	引流液24 h内一般不超过300 mL,为暗红色或咖啡色液体	若短时间内引流出大量鲜红色血液,或出现呕血、黑便,警惕出血

续上表

指导内容	详细说明	目的
活动	术后第2日：床边活动。 术后第3日：室内活动。 活动量根据个体差异而定	早日下床活动可预防血栓，亦可促进胃肠道功能的恢复

3. 用物准备

术后相关物品准备见表4-5。

表4-5 术后相关物品准备

物品	图片	作用	数量
呼吸训练仪		肺功能锻炼，减少术后肺部感染机会	1个
护理垫 （60 cm×90 cm）		保持床单位清洁，减少术后频繁更换床单引起的不适	1包
腹带		降低切口张力，减少疼痛	1条
输液报警器		及时发现输液异常问题，防止输液滴空	1个

续上表

物品	图片	作用	数量
口香糖		促进胃肠蠕动，清新口气	1 瓶
柠檬		预防术后恶心呕吐，止吐	2～4 个
弹力袜		预防术后血栓	1 双

4. 患者准备

根据术前准备指导单（附表2）相关内容对患者进行术前准备指导，并使用术前准备患者接受度评价单（附表3）对患者的术前准备掌握程度进行评价。

5. 肠道准备

术前3天进少渣半流质饮食，术前1天进无渣流质饮食（表4-6）；晚上8点冲服泻药。

表 4-6　饮食表格

类型	举例	图片
少渣半流质饮食	水蒸蛋	
	小米粥	
无渣流质饮食	清汤	

三、术中护理

（一）手术名称及麻醉方式

（1）手术名称：毕Ⅰ（Bill-roth Ⅰ）式胃大部切除术（图 4-2）、毕Ⅱ（Bill-roth Ⅱ）式胃大部切除术（图 4-3）及胃大部切除术后胃空肠 Roux-en-Y 式吻合术（图 4-4）。

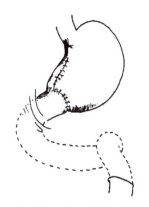

图 4-2　Bill-roth Ⅰ式胃大部切除术

图片引自陈孝平、汪建平主编的《外科学》第 8 版，人民卫生出版社 2013 年出版。

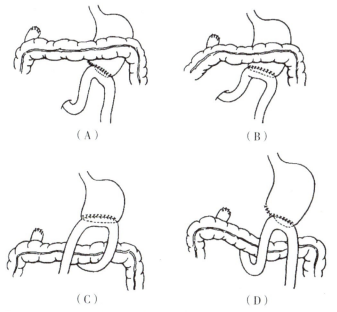

（A）霍氏（Hotfimeister）法：结肠后，部分胃断端与空肠吻合，输入段对小弯侧；
　（B）波氏（Palya）法：结肠后，全部胃断端与空肠吻合，输入段对小弯侧；
　（C）莫氏（Moymihan）法：结肠前，全部胃断端与空肠吻合，输入段对大弯侧；
　（D）艾氏（Eiselsberg）法：结肠前，部分胃断端与空肠吻合，输入段对小弯侧。

图 4-3　几种常用的 Bill-roth Ⅱ式胃大部切除术

图片来源同图 4-2。

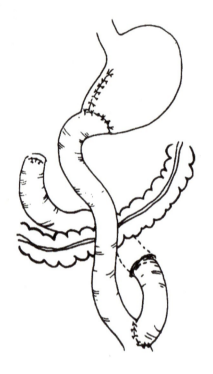

图 4-4　胃空肠 Rouxen-Y 式吻合术

图片来源同图 4-2。

Bill-roth Ⅰ 重建：远端胃切除 Bill-roth Ⅰ 重建手工缝合使用较少。三角吻合只适用于较早期，胃切除较少、肠胃残留较多，吻合口张力和血运都较好的情况。

陷阱与对策：

（1）注意吻合口张力：胃十二指肠端端吻合形成的吻合口张力小。吻合口张力过大，术后吻合口瘘风险增加，器械吻合后必要时可进行手工缝合加固。

（2）"叹息角"：吻合口瘘的好发部位，术中需要加固缝合。

（3）残胃十二指肠应大弯侧吻合，尤其是器械吻合，防止大弯侧囊袋状的扩张影响胃的排空。

（4）胃十二指肠吻合口轴线与胃小弯轴线夹角近乎直角为宜。采用 28 mm 或 29 mm 的圆形吻合器，术后吻合口狭窄、水肿和胃排空延迟发生减少。

Bill-roth Ⅱ 重建：Bill-roth Ⅱ 重建是近端胃切除重建的常用方式之一。Braun 吻合是防止输入袢综合征发生和十二指肠液的胃反流的手术操作。

陷阱与对策：
（1）Braun 吻合有时必要，不宜作为常规。
（2）横结肠系膜裂孔和间隙的关闭能防止内疝形成。
（3）吻合口长径是小肠径的 1.5～2 倍为佳，防止倾倒综合征。
（4）仔细检查吻合口有无活动性出血。
（5）胃管应放置在吻合口下方，以便早期发现术后吻合口出血。
（6）注意胃断端切线方向，避免空肠输出袢开口过高。

Roux-en-Y 重建：Roux-en-Y 重建也是比较常用的方法。
陷阱与对策：
（1）Roux 袢长度不宜超过 50 cm：过长会导致 Roux 潴留综合征，过短会出现反流性残胃炎、食管炎等。
（2）胃空肠吻合水平：保证胃和空肠排出在同一直线上，减少胃内食物潴留机会。
（3）空肠离断部位血管的处理：保证吻合部肠管的血运良好，同时要保证系膜无张力。
（4）结肠后系膜裂孔关闭，缝合在吻合口上方残胃上。

（2）麻醉方式：气管插管全身麻醉。

（二）术中病房准备

麻醉床准备（图 1-5）及床旁备物（表 4-7）。

表 4-7 床旁用物准备

物品	图片	目的	数量
遥测心电监护仪		准确测量患者的生命体征及血氧饱和度的变化	1 个

续上表

物品	图片	目的	数量
吸氧装置氧卡、"四防"牌		促进呼吸功能恢复，有助于提高血液中氧饱和度	1套
过床板		方便术后患者过床	1个
管道固定胶带和管道标识		固定术后管道和标明管道名称、置入时间及置入长度、外露长度	各2个
别针		固定术后管道	2～3个
棉签		禁饮期间湿润口唇	1～2包
尿壶		倾倒及测量术后引流液量	1个

续上表

物品	图片	目的	数量
翻身枕		方便翻身，预防压疮	1个
血压计、体温计		监测生命体征	各1个
0.9%氯化钠100 mL、输液器、延长管、直尺		术后测CVP，根据CVP值调节输液速度	各1份
血糖仪、测血糖针头、末梢采血针		术后检测血糖，及时调节营养袋糖分和胰岛素用量	1套
护理床边记录单		记录出入量及翻身时间	1份

四、术后护理

（一）护理评估

护理评估参见第一章第三节"四、（一）"相应内容。

（二）体位

（1）麻醉未清醒前取平卧位（图3-6）。

（2）术后6 h取半卧位（图3-7）。

（三）伤口护理

观察伤口有无渗血、渗液，有无红、肿、热、痛；保持伤口敷料干洁。

（四）管道护理

（1）术后管道护理原则见表4-8。

表4-8　术后常见管道的维护

管道名称	图片	护理原则
中心静脉导管（CVC）		（1）了解导管的位置、置入深度及外露长度，判断导管是否移位。 （2）检查穿刺点有无红肿、渗液等，判断是否出现静脉炎、感染、血栓等并发症。 （3）CVC的维护，更换敷料。 （4）管道摆放时稍有弧度及二次固定，预防脱管
腹腔引流管		（1）保持引流管通畅，避免打折、扭曲、脱管。管道摆放时稍有弧度沿体表向下二次固定。固定方法：高举平抬法。 （2）观察引流管中引流液颜色、性状、量、气味，查看有无异常。 （3）防止逆行感染，保持引流袋低于引流口的位置。 （4）按无菌原则定时更换引流袋或引流瓶
盆腔引流管		（1）保持引流管通畅，避免打折、扭曲、脱管。管道摆放时稍有弧度沿体表向上二次固定。固定方法：高举平抬法。 （2）观察引流管中引流液颜色、性状、量、气味，查看有无异常。 （3）防止逆行感染，保持引流袋低于引流口的位置。 （4）按无菌原则定时更换引流袋或引流瓶

续上表

管道名称	图片	护理原则
胃管		（1）保持引流管通畅，避免打折、扭曲、脱管。管道摆放时稍有弧度，鼻部部分尽量避免压迫鼻翼，并定期更管鼻部胶布的固定方向。鼻部到面部部分稍有弧度地从下至上固定，面部胶布避免过长过宽。固定方法：高举平抬法。 （2）观察引流管中引流液颜色、性状、量、气味，查看有无异常。 （3）防止逆行感染，保持引流袋低于引流口的位置。 （4）按无菌原则定时更换引流袋或引流瓶

（2）术后管道观察要点见表4-9。

表4-9 术后管道观察要点

管道名称	引流液颜色	引流液量	引流液性状	拔管指征
尿管	正常：黄色或淡黄色。 异常：茶色或浓茶色	少于500 mL/24 h考虑：①心功能不全。②血容量不足。③感染性休克导致肾功能不全	正常：澄清。 异常：絮状，考虑有尿路感染	视情况而定，尽早拔管
盆腔引流管	正常：暗红色、淡红色或黄色。 异常：鲜红色或含粪渣的墨绿色，乳糜色	异常：大于100 mL/h，考虑有活动出血	正常：澄清、无异味。 异常：浑浊、有粪臭味	术后5～7天，待引流液量减少、性状无异常，已排气、排便，即可拔除引流管
胃管	正常：24 h内为血性液体或咖啡样液体。 异常：鲜红色血性液体	异常：大于100 mL/h，鲜红色液体，考虑有活动出血	正常：暗红色或咖啡。 异常：鲜红色	胃肠减压量减少，引流液性状无异常。肠蠕动恢复、肛门排气后，可拔除胃管

（3）术后胃管拔除前后的饮食指导见表4-10。

表4-10 饮食指导

术后时间	饮食类别	食物种类
拔除胃管前	禁食	无
拔胃管后当天	清流质饮食	少量水、米汤、安素粉（掌握安素粉冲服方法）

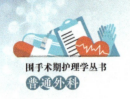

续上表

术后时间	饮食类别	食物种类
拔胃管后第2~3天	流质饮食	水、米汤及去油排骨汤、鸡汤、瘦肉水等。忌食易引起胀气的食物,如牛奶、豆浆等
拔胃管后第4天	半流质饮食	面条、水蒸蛋、蛋糕、鱼肉、冬瓜等食物
术后2周	普通饮食	补充高热量、高蛋白、低脂、维生素丰富的食品,如豆制品、蛋、鱼等。避免生、冷、硬和刺激性食物

(五)饮食指导

阶梯饮食的分类见表1-8。

(六)病情观察要点

术后病情观察要点见表4-11。

表4-11 术后病情观察要点

观察要点	好发时间	原因	临床表现	护理措施	
生命体征	术后24 h	麻醉后未完全恢复神志	面色苍白、冷汗、血压下降、心率增快	(1)严密观察血压、神志情况。(2)测量血压、脉搏、呼吸,每30 min测1次,共测4次,患者生命体征平稳后改为1 h测1次,共测2次,术后24 h病情平稳后逐步延长测量间隔时间;测量血糖,每6 h测1次至停止肠外高营养治疗;测量CVP	
管道及伤口观察	术后拔管前	术后感染	管道受压、扭曲、阻塞而引发发热、腹痛等感染症状	伤口及引流液	(1)体位处于低半卧位,方便引流并记录引流液的颜色、量、性质,保持引流管通畅。(2)观察伤口有无红、肿、热、痛等症状,及时进行伤口换药及对症处理
				出入量	严格记录出入量情况,当出现尿量过少或过多时,应结合入量、CVP及生命体征情况调整补液速度并报告医生

(七)并发症的护理

(1)术后胃出血见表4-12。失血性休克应急流程见图4-5。

表 4-12 术后胃出血

并发症	原因	临床表现	护理措施
术后胃出血	（1）发生在术后 24 h 以内的出血，多属于术中止血不彻底。 （2）术后 4～6 天发生的出血，常为吻合口黏膜坏死脱落所致。 （3）术后 10～20 天发生的出血，多因吻合口缝线处感染或黏膜下脓肿腐蚀血管所致	胃大部切除术后，可有少许暗红色或咖啡色胃液自胃管抽出，一般 24 h 内不超过 300 mL，且逐渐减少、变淡至自行停止。若术后短期内从胃管不断引流出鲜红色血性液体，24 h 后仍未停止，甚至出现呕血和黑便，则系术后出血	（1）术后严密观察患者的生命体征和神志的变化。 （2）加强对胃肠减压引流液的颜色、性状和量的观察，若术后短期内从胃管引流出大量鲜红色血性液体，持续不止，须及时报告医师处理。 （3）遵医嘱应用止血药物、用冰生理盐水洗胃或输新鲜血等。 （4）若经非手术治疗不能有效止血或出血量≥500 mL/h 时，积极完善术前准备

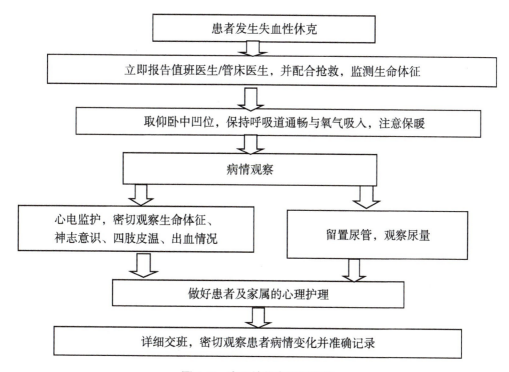

图 4-5 失血性休克应急流程

（2）十二指肠残端破裂：是毕Ⅱ式胃大部切除术后早期严重并发症（表 4-13）。

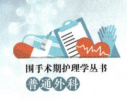

表 4-13 十二指肠残端破裂

并发症	原因	临床表现	护理措施
十二指肠残端破裂	（1）多为十二指肠残端处理不当所致。（2）因空肠输入袢梗阻致十二指肠内张力过高所致	多发生在术后24～48 h，患者出现突发性上腹部剧痛、发热和腹膜刺激征；白细胞计数增加；腹腔穿刺可抽得胆汁样液体	（1）如发生十二指肠残端破裂，立刻进行手术治疗的术前准备。（2）术后持续负压吸引，积极纠正水、电解质紊乱和酸碱平衡失调，经静脉或空肠造瘘管提供营养支持，遵医嘱使用广谱抗生素抗感染，使用氧化锌软膏保护引流管周围皮肤

（3）吻合口破裂或吻合口瘘：是胃大部切除术后的早期严重并发症之一（表4-14）。

表 4-14 吻合口破裂或吻合口瘘

并发症	原因	临床表现	护理措施
吻合口破裂或吻合口瘘	（1）与缝合不当有关。（2）与吻合口张力过大、组织供血不足有关。（3）贫血、低蛋白血症和组织水肿者易发生	多发生在术后1周内，患者出现高热、脉速等全身中毒症状，以及腹膜炎，由腹腔引流出含肠内容物的混浊液体。若发生较晚，多形成局部脓肿或外瘘	（1）出现弥漫性腹膜炎的吻合口破裂患者须立即手术，做好急诊手术的准备。（2）形成局部脓肿、外瘘或无弥漫性腹膜炎的患者，进行局部引流，注意及时清洁瘘口周围皮肤并保持干燥，局部涂氧化锌软膏、皮肤保护粉或皮肤保护膜加以保护，以免皮肤破损继发感染。（3）禁食、胃肠减压。（4）合理应用抗生素和给予肠外营养支持，纠正水、电解质紊乱和维持酸碱平衡。经上述处理后多数患者吻合口瘘可在4～6周自愈；若经久不愈，须再次手术

（4）胃排空障碍：也称为胃瘫（表4-15）。

表 4-15 胃排空障碍

并发症	原因	临床表现	护理措施
胃排空障碍	精神因素、输出袢痉挛、吻合口水肿、低蛋白血症、饮食结构改变、长期应用抑制胃肠运动的药物、大网膜吻合口周围团块粘连等均可导致胃肠动力障碍，胃排空延迟	常发生在术后4～10天，患者出现上腹饱胀、钝痛和呕吐，呕吐物含胆汁胃内容物。消化道X线造影可见残胃扩张、无张力、蠕动波少而弱，造影剂通过肠胃吻合口不畅	一旦发生，应禁食、胃肠减压，给予肠外营养支持，纠正低蛋白血症，维持水、电解质和酸碱平衡，应用胃动力促进剂，也可用3%温盐水洗胃。一般均能经非手术方法治愈

（5）术后梗阻：根据梗阻部位可分为输入袢梗阻、输出袢梗阻和吻合口梗阻，前两者见于毕Ⅱ式胃大部切除术后。

A. 急性完全性输入袢梗阻（表 4-16）。

表 4-16　急性完全性输入袢梗阻

并发症	原因	临床表现	护理措施
急性完全性输入袢梗阻	系输出袢膜悬吊过紧压迫输入袢，或输入袢过长穿入输出袢与横结肠系膜的间隙孔形成内疝所致	患者突发上腹部剧烈疼痛，频繁呕吐，呕吐物量少，多不含胆汁，呕吐后症状不缓解，且上腹有压痛性肿块；病情进展快，不久即出现烦躁、脉速、血压下降等休克表现	属袢性肠梗阻，易发生肠绞窄，应行紧急手术治疗

B. 慢性不完全性输入袢梗阻（表 4-17）。

表 4-17　慢性不完全性输入袢梗阻

并发症	原因	临床表现	护理措施
慢性不完全性输入袢梗阻	多由于输入袢过长扭曲或输入袢过短在吻合口处形成锐角，使输入袢内胆汁、胰液和十二指肠液排空不畅而滞留所致	进食后出现上腹胀痛或绞痛，随即突然喷射性呕吐大量不含食物的胆汁，呕吐后症状缓解。由于消化液潴留在输入袢内，进食后消化液分泌明显增加，输入袢内压力增高，刺激肠管发生强烈的收缩，引起喷射样呕吐，也称为输入袢综合征	包括禁食、胃肠减压、营养支持等，若症状在数周或数月内不能缓解，亦需手术治疗

C. 输出袢梗阻（表 4-18）。

表 4-18　输出袢梗阻

并发症	原因	临床表现	护理
输出袢梗阻	系胃大部切除术后胃肠吻合口下方输出袢因粘连、大网膜水肿炎性肿块压迫所致的梗阻	患者上腹饱胀，严重时呕吐食物和胆汁	若非手术治疗无效，应手术解除梗阻

D. 吻合口梗阻（表 4-19）。

表 4-19 吻合口梗阻

并发症	原因	临床表现	护理
吻合口梗阻	一般系吻合口过小或吻合口的胃肠壁内翻过多所致，也可为术后吻合口炎症水肿所致的暂时性梗阻	患者进食后出现上腹饱胀感和溢出性呕吐；呕吐物含或不含胆汁。X 线钡餐检查可见造影剂完全停留在胃内	非手术治疗措施同胃排空障碍的处理措施。若经非手术治疗仍无改善，可手术解除梗阻

（6）倾倒综合征（dumping syndrome）：是指由于胃大部切除术后，失去幽门对胃排空的控制，导致胃排空过快所产生的一系列综合征。其根据进食后症状出现的时间可分为早期与晚期 2 种类型。

A. 早期倾倒综合征（表 4-20）。

表 4-20 早期倾倒综合征

并发症	原因	临床表现	护理
早期倾倒综合征	多因餐后大量高渗性食物快速进入十二指肠或空肠，致肠道内分泌细胞分泌大量肠源性血管活性物质，如 5- 羟色胺、缓激肽样多肽、血管活性肽、神经紧张素和血管活性肠肽等，加上渗透压作用使细胞外液大量移入肠腔，从而引起一系列血管舒缩功能紊乱和胃肠道症状	多发生在进食后半小时内，患者以循环系统症状和胃肠道症状为主要表现。循环系统症状包括心悸、心动过速、出汗、全身无力、面色苍白和头晕等；胃肠道症状有腹部饱胀不适或绞痛、恶心呕吐和腹泻等	指导患者调整饮食，即少食多餐，避免过甜、过咸、过浓的流质饮食；宜低碳水化合物、高蛋白饮食；用餐时限制饮水、喝汤；进餐后平卧 20 min。多数患者经调整饮食后，症状可减弱或消失，术后半年到 1 年内能逐渐自愈。极少数症状严重而持久的患者需手术治疗

B. 晚期倾倒综合征（表 4-21）。

表 4-21 晚期倾倒综合征

并发症	原因	临床表现	护理
晚期倾倒综合征	主要因为进食后，胃排空过快，含糖食物迅速进入空肠后被过快吸收使血糖急速升高，刺激胰岛素大量释放，而当血糖下降后，胰岛素并未相应减少，继而发生反应性低血糖，故晚期倾倒综合征又称为低血糖综合征	餐后 2～4 h 患者出现心慌、出冷汗、面色苍白、手颤、无力甚至虚脱等	饮食中减少碳水化合物含量，增加蛋白质比例，少量多餐可防止其发生；出现症状时稍饮食，尤其是糖类，即可缓解

（八）康复锻炼

1. 采用物理方法预防血栓

目的：预防血栓形成，如使用弹力袜。使用弹力袜的注意事项：应在术前一天或手术当天开始穿，直至患者能下床行走，弹力袜应每天穿戴 8～12 h，每晚睡前脱下。建议弹力袜连续穿戴，每 4 h 脱一次，每次脱下 20 min 以便检查皮肤状况。

2. 卧床活动

目的：预防肺部感染、血栓、压疮，促进肠功能恢复。

3. 早期下床活动

目的：①促进肠蠕动；②预防深静脉血栓。

术后早期下床活动指导见表 4-22。

表 4-22 术后早期下床活动指导

康复锻炼	目的	体位	方法	注意事项
早期下床活动	（1）减少肺部并发症。 （2）有益于血液循环，防止血栓形成。 （3）促进胃肠功能恢复。 （4）促进排尿功能恢复	术后第 1 天：床上坐位或床沿坐位。 术后 48 h：下床活动（具体活动时机根据患者情况而定）	（1）床上坐位：用右手拉患者上臂、左手托患者肩背部，用力协助患者床上坐起，调整床靠背高度，按需求使用软枕。如果为电动床，可在整理好各管路后逐渐调整床位即可完成床上坐位，要求坐位满足患者舒适度。 （2）床沿坐位：护士在患者床头侧，整理好管路，协助患者转身至下床方向，护理员接应协助患者坐于床沿，必要时给予患者踏脚凳，并使患者大腿与小腿保持 90°，上身挺直为最佳。电动床可以通过调整床高度来让患者保持舒适坐位，如果床高度无法调节时，可通过踏脚凳高度来调整，避免下肢处于无支撑的不稳定状态。 （3）下床活动：在床沿坐适应 1 min 左右，在护士或护理员保护下下床站立、原地踏步，再坐于床旁椅子 15～30 min，每天 2～3 次。坐的时间根据患者活动耐受情况，适当延长或缩短	（1）活动前检查各种管道，确保各管道固定妥善，足够长度。 （2）循序渐进原则，有专人看护、及时评估患者耐受状态。 （3）掌握客观指标，如心率、血压上升超过安静状态下的 20% 或患者主诉不适及时终止活动。 （4）早期活动每一步都要鉴于评估患者状态后实施。协助患者床上坐位后，再次评估患者心率、血压、呼吸、血氧饱和度，比较与平卧时的差异，没有异常继续下一步协助床沿坐位；若需要下床，在床沿坐 1～2 min 内继续评估患者心率、血压、呼吸、血氧饱和度，同时关注患者有无头晕等不适主诉，没有异常才能继续下一步。 （5）使用检查表评估，避免评估不全面，符合术后早期活动的患者，按照活动流程实施

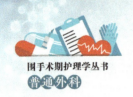

4. 胃肠功能恢复

（1）嚼口香糖（术后第1天）：3次/天，1次2粒/10分钟。

（2）吴茱萸热敷。

（3）超声电导仪理疗。

第四节 出 院 指 导

一、饮食指导

（1）原则上应该少量多餐，选择易消化、高蛋白、低碳水化合物、少渣的食物，可以从流质食物逐步过渡到半流质食物，再过渡到普通食物。

（2）尽量减少生冷、刺激性食物的摄入，同时应该少食多餐。

（3）纠正生活方面的不良习惯，保持轻松心态和愉快心情，比如不要暴饮暴食等。

二、胃全切术后生活质量评价指标

胃全切术后生活质量评价指标见表4-23。

表4-23 胃全切术后生活质量评价指标

类别	分型	指标
进食吞咽困难分级	0级	能进各种食物
	Ⅰ级	能进软食
	Ⅱ级	能进半流质食物
	Ⅲ级	能进流质食物
	Ⅳ级	不能进食，连唾液也不能咽下
食管镜下分级	0级	无改变
	Ⅰ级	充血、水肿
	Ⅱ级	充血、水肿+渗液
	Ⅲ级	充血、水肿+渗液+糜烂

续上表

类别	分型	指标
组织学分级	0级	正常
	Ⅰ级	基底细胞或黏膜下乳头异常
	Ⅱ级	基底细胞、鳞状上皮或黏膜下乳头有中性粒细胞浸润
	Ⅲ级	同Ⅱ级+糜烂
胃食管反流症状分级	0级	无症状
	Ⅰ级	1个月内1~3次反流
	Ⅱ级	每周1~3次反流
	Ⅲ级	3次以上反流

三、复诊计划

（1）术后3年内3~6个月复查1次，3~5年每半年复查1次，5年后每年复查1次。

（2）术后1年内行胃镜检查（推荐每年1次），若有异常，1年内再复查；若未见息肉，3年内再复查；后5年复查1次。

术后复诊计划见表4-24。

表4-24 胃癌术后复诊计划

时间	体格检查	监测CEA、CA19-9、肝功能、血常规	胸部、全腹部增强CT	盆腔增强MR	胃镜
术后3个月	√	√			
术后6个月	√	√	√		
术后9个月	√	√			
术后12个月	√	√	√	√	√
术后15个月	√	√			
术后18个月	√	√	√		
术后21个月	√	√			
术后24个月	√	√	√	√	√
术后30个月	√	√			
术后36个月	√	√	√	√	√
术后42个月	√	√			

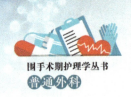

续上表

时间	体格检查	监测 CEA、CA19-9、肝功能、血常规	胸部、全腹部增强 CT	盆腔增强 MR	胃镜
术后 48 个月	√	√	√	√	√
术后 54 个月	√	√			
术后 60 个月	√	√	√	√	√
术后 60 个月以上（每年 1 次）	√	√	√	√	√

本章引用网络图片来源

表 4-6 中图片：https：//www.sohu.com/a/330817282_100064921，https：//www.sohu.com/a/279893550_100299870，https：//www.sohu.com/a/426387251_652483?sec=wd。

第五章　结肠癌围手术期护理

第一节　乙状结肠解剖生理概述

一、乙状结肠的解剖概要

乙状结肠自小骨盆开始下行，至第3骶椎水平续于直肠。通常乙状结肠借扇形的乙状结肠系膜悬于腹后壁与盆后壁，但其亦可因先天粘连而被固定于髂肌表面的壁腹膜，故其长度与位置易变。乙状结肠通常居盆腔内，卧于膀胱的腹膜面及女性的子宫之上，后邻直肠。乙状结肠一般完全被包裹于腹膜内。其系膜呈倒"V"形附着其上，倒"V"形系膜的右支始自第3骶椎前方，指向左髂总血管的分叉处（有左输尿管跨过），以此为顶点沿髂外血管下降。

除了与降结肠和直肠的联结不变以外，乙状结肠的毗邻变异较大。其外侧为左髂外血管、闭孔神经、卵巢或输精管及骨盆侧壁，后邻左髂内、髂外与生殖腺血管，输尿管，梨状肌及骶丛，前内方为膀胱及女性的子宫，上面及右面与回肠袢相贴。生殖腺血管及输尿管处于同一个清晰可辨的筋膜平面，该筋膜平面由腹膜后的肾周筋膜向下延伸而来，与乙状结肠系膜不相续，在乙状结肠切除术中可被辨认及分离。乙状结肠的结肠带较结肠其他部分更宽，并在乙状结肠末端汇合成一圈完整的纵行肌层，肠脂垂在乙状结肠也尤为显著。

乙状结肠的位置和形状取决于其长度（随年龄增长而增加）与活动度、乙状结肠系膜的长度（通常男性较长），以及结肠、直肠、膀胱及子宫的扩张程度。不同人种的乙状结肠及乙状结肠系膜长度存在差异。

腹部结肠的外观及其毗邻结构见图5-1。

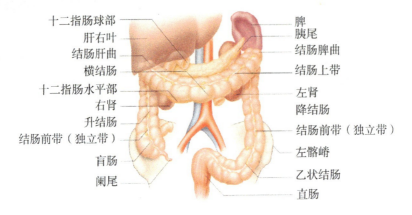

图 5-1 腹部结肠的外观及其毗邻结构

图片来源同图 1-1。

乙状结肠后方毗邻结构见图 5-2。

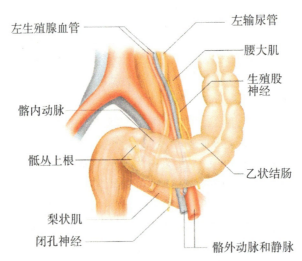

图 5-2 乙状结肠后方毗邻结构

图片来源同图 1-1。

二、乙状结肠的生理概要

结肠的主要功能是进一步吸收粪便中的水分、电解质和其他物质（如氨、胆汁酸等），形成、贮存和排泄粪便。同时，其还有一定的分泌功能，能保护黏膜和润滑粪便，使粪便易于下行，保护肠壁防止受到机械损伤及细菌侵蚀。

第二节 结 肠 癌

结肠癌（carcinoma of colon）是消化道常见的恶性肿瘤，在41～65岁人群中发病率高。在我国，近20年来尤其是我国大城市，发病率明显上升，有高于直肠癌的趋势。而直肠癌的发病率基本稳定。乙状结肠癌是结肠癌的一种常见类型，早期症状可表现为腹痛、消化不良、腹胀，后期可出现排便不正常。该病发病部位位于降结肠与直肠之间的一段结肠处。

一、病因

结肠癌的病因见表5-1。

表5-1 结肠癌病因

相关因素	具体内容
饮食因素	摄入过多的动物脂肪及动物蛋白质，缺乏新鲜蔬菜及含膳食纤维的食品，过多摄入腌制食品，维生素、微量元素及矿物质的缺乏均可能增加结肠癌的发病概率
遗传因素	临床上10%～15%的患者为遗传性结直肠肿瘤，如家族性腺瘤性息肉病（familial adenomatous polyposis，FAP）及遗传性非息肉性结肠癌
癌前病变	来自腺瘤癌变，其中家族性息肉病和结肠绒毛状腺瘤癌变率最高，已被公认为癌前病变。溃疡性结肠炎、克罗恩病及血吸虫病肉芽肿与大肠癌的发生有密切关系，已被列为癌前病变

二、病理、生理和分型

结肠癌病理、生理和分型见表5-2。

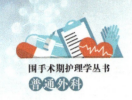

表 5-2 结肠癌病理、生理和分型

项目	分型	病理、生理特征
形态学分型	隆起型	肿瘤向肠腔内生长，呈结节状、菜花状或息肉样隆起，大的肿块表面易发生溃疡。好发于右半结肠，尤其是盲肠
	溃疡型	肿瘤向肠壁深层生长且向四周浸润，中央形成较深的溃疡，溃疡基底部深达或超过肌层，是结肠癌常见的类型
	浸润型	肿瘤沿肠壁环状浸润生长，局部肠壁增厚，易引起肠腔狭窄和肠梗阻。多发生于左半结肠，尤其是乙状结肠
组织学分型	腺癌	包括管状腺癌、乳头状腺癌、黏液腺癌、印戒细胞癌，其中管状腺癌为最多见的组织学类型
	腺鳞癌	肿瘤由腺癌细胞和鳞癌细胞构成，多为中分化至低分化癌
	未分化癌	癌细胞弥漫呈片状或团状，不形成腺管状结构，细胞排列无规律，癌细胞较小，形态较一致，预后差
扩散和转移方式	淋巴转移	是结肠癌最主要的转移途径。可沿结肠上淋巴结、结肠旁淋巴结、系膜周围的中间淋巴结和系膜根部的中央淋巴结依次转移
	直接浸润	癌细胞可向 3 个方向浸润生长。环状浸润、肠壁深层及沿纵轴浸润，穿透肠壁后即可侵犯周围的组织器官
	血行转移	癌细胞向深层组织浸润后，常侵入肠系膜血管。常见为癌细胞沿门静脉转移至肝，甚至进入体循环远处转移至肺，少数可侵犯脑或骨骼
	种植转移	癌细胞穿透肠壁后，脱落的癌细胞可种植在腹膜和腹腔其他器官表面，以盆腔底部、直肠前陷窝最常见

三、临床表现

结肠癌早期常无明显特异性表现，容易被忽视，常可出现如图 5-3 所示表现。

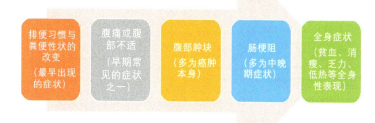

图 5-3　结肠癌临床表现

由于结肠癌的发生部位不同,临床表现也有区别。一般右半结肠癌多以肿块型伴溃疡为主,临床上以全身症状(如贫血、消瘦、全身乏力及腹部包块)为主;左半结肠癌多以浸润型为主,极易引起肠腔环形狭窄,因此左半结肠癌以肠梗阻、便秘、腹泻、便血等症状为显著。

四、辅助检查

结肠癌辅助检查见表 5-3。

表 5-3　结肠癌辅助检查

分类	名称	临床意义
实验室检查	粪潜血试验	高危人群的初筛方法及普查手段,可帮助及时发现早期病变
	肿瘤相关标记物测定	癌胚抗原测定对结肠癌的诊断和术后监测较有意义,主要用于监测结肠癌的复发
影像学检查	X 线钡剂灌肠检查	是结肠癌的重要检查方法。可观察到结肠壁僵硬、皱襞消失,存在充盈缺损及龛影
	B 超和 CT 检查	有助于了解腹部肿块、腹腔内肿大淋巴结及有无肝转移等
	磁共振检查	可评估肿瘤在肠壁内的浸润深度
	PET-CT 检查	对于病程较长、肿瘤固定的患者,可排除远处转移,并评价手术价值
内镜检查	纤维结肠镜检查	可观察病灶的部位、大小、形态、肠腔狭窄的程度等,并可在直视下取活检做病理学检查,以明确诊断。是诊断大肠癌最有效、最可靠的方法

五、治疗原则

治疗原则以手术切除为主，同时配合化学治疗、放射治疗等方法，采取综合治疗。

（一）根治性手术

1. 结肠癌根治性手术

（1）右半结肠切除术：适用于盲肠、升结肠、结肠肝曲的癌肿。

（2）横结肠切除术：适用于横结肠癌。

（3）左半结肠切除术：适用于结肠脾曲癌和降结肠癌。

（4）乙状结肠切除术：适用于乙状结肠癌。

结肠癌根治性手术方式见图5-4。

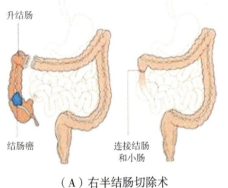

（A）右半结肠切除术

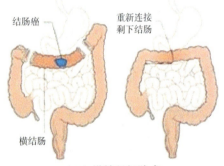

（B）横结肠切除术

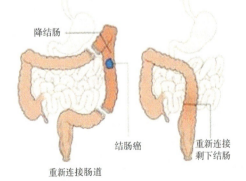

（C）左半结肠切除术

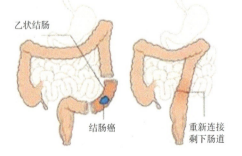

（D）乙状结肠切除术

图5-4　结肠癌根治性手术方式

2. 结肠癌并发急性梗阻的手术

结肠癌并发急性梗阻时,应当在进行胃肠减压,纠正水、电解质紊乱及酸碱失衡等适当的准备后,早期施行手术。

(二)非手术治疗

1. 化学治疗

这是综合治疗的一部分,也是根治术后的辅助治疗。术前化疗有助于缩小原发灶,使肿瘤降期,降低术后转移发生率,但不适用于Ⅰ期结肠癌;术后化疗则有助于控制体内潜在的血行转移,可提高5年生存率。目前多采用以5-氟尿嘧啶为基础的联合化疗方案。

2. 放射治疗

术前放疗可缩小癌肿体积、降低癌细胞活力及淋巴结转移,使原本无法手术的癌症患者得以手术治疗,提高手术切除率及术后生存率,降低术后复发率。术后放疗仅适用于晚期癌肿、手术无法根治或局部复发的患者。

3. 其他治疗

其他治疗有基因治疗、靶向治疗、免疫治疗等,但尚处于探索阶段。

第三节 结肠癌围手术期护理要点

一、心理护理

心理护理参见第一章第三节"一、"相应内容。

二、术前护理

(一)营养支持

术前鼓励患者进食高蛋白、高热量、高维生素易消化的少渣食物,如鱼、蛋、瘦肉及乳制品等,根据患者的饮食习惯制定合理的食谱,保障患者的饮食营养供给,必要时根据医嘱给予少量多次的输血、白蛋白等,以纠正贫血和低蛋白血症,若患者出现明显脱水及急性肠梗阻,应及早给予静脉补液,纠正体内水、电解质紊乱及酸碱平衡失调，提高其对手术的耐受力。

（二）健康宣教和术前常规准备

护士做好健康宣教和术前常规准备。

（三）血栓风险评估

评估使用深静脉血栓风险评估单（附表7），根据评分给予相应护理措施。

（四）术前准备

1. 术前宣教

呼吸功能锻炼：<u>缩唇呼吸法</u>、<u>腹式呼吸法</u>、<u>深呼吸有效咳嗽法</u>、<u>呼吸训练仪的使用</u>。

2. 交代患者术后当天注意事项

交代患者术后当天注意事项，如体位、饮食、疼痛、引流、活动、伤口敷料等，见表5-4。

表5-4 术后当天注意事项

指导内容	详细说明	目的
饮食	禁食禁饮	（1）防止麻醉引起误吸，导致吸入性肺炎或窒息。 （2）预防术后腹胀
体位	术后6h取平卧位，之后可改半卧位	减轻伤口疼痛，利于呼吸及引流液引流
疼痛	术后镇痛泵	缓解术后伤口疼痛
引流	常规有尿管、肛管及盆腔引流管	
活动	术后当天须卧床，可在床上翻身活动	预防压疮及血栓
观察要点	引流管颜色、量及管道是否受压	避免管道受压，影响引流液引流

3. 用物准备

术后相关物品准备见表5-5、附表2。

表5-5 术后相关物品准备

物品	图片	作用	数量
呼吸训练仪	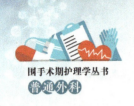	肺功能锻炼，减少术后肺部感染机会	1个

续上表

物品	图片	作用	数量
护理垫（60 cm×90 cm）		保持床单位清洁，减少术后频繁换床单引起的不适	1包
腹带		降低切口张力，减少疼痛	1条
输液报警器		及时发现输液异常问题，防止输液滴空	1个
口香糖		促进胃肠蠕动，清新口气	1瓶
柠檬		预防术后恶心呕吐，止吐	2～4个
弹力袜		预防术后血栓	1双

4. 肠道准备

肠道准备：术前 3 天进少渣半流质饮食，如稀饭、水蒸蛋；术前 1 天进无渣流质饮食，晚 8 点饮泻药。

充足的肠道准备（表 5-6）可以减少或避免手术污染，防止术后腹腔和切口感染，从而增加手术的成功率。

表 5-6　肠道准备

饮食准备	传统饮食准备	术前 3 天进少渣半流质饮食，如稀饭、蛋羹；术前 1～2 天起进无渣流质饮食
	新兴饮食准备	一般术前 3 天起口服全营养制剂，每日 4～6 次，至术前 12 h
肠道清洁	导泻法	（1）高渗性导泻：甘露醇、硫酸镁等。 （2）等渗性导泻：复方聚乙二醇电解质散溶液。 （3）中药导泻：番泻叶、蓖麻油
	灌肠法	全肠道灌肠法：可用 0.1%～0.2% 的肥皂水与甘油灌肠，或用磷酸钠灌肠剂等
口服肠道抗生素	—	多采用新霉素、甲硝唑、庆大霉素等

三、术中护理

（一）手术名称及麻醉方式

（1）手术名称：腹腔镜乙状结肠癌根治术（图 5-5）。麻醉方式：静脉全身麻醉。

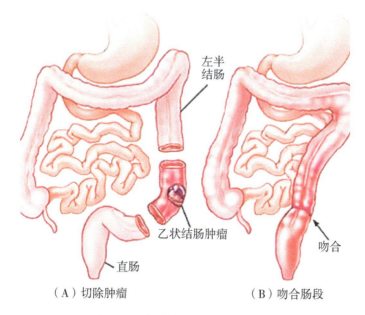

图 5-5 腹腔镜乙状结肠癌根治术

（2）手术名称：开腹剖腹探查根治术（图 5-6）。麻醉方式：气管插管全身麻醉。

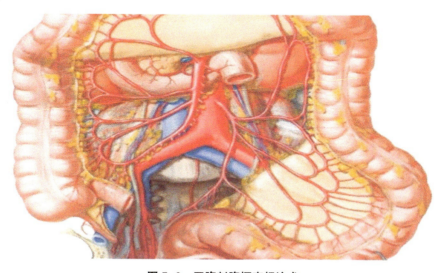

图 5-6 开腹剖腹探查根治术

（3）手术名称：经腹结肠癌切除、近端造口、远端封闭术（Hartmann 手术），（图 5-7）。麻醉方式：气管插管全身麻醉。

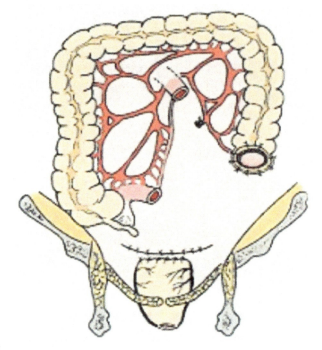

图 5-7 经腹结肠癌切除、近端造口、远端封闭术（Hartmann 手术）

（二）术中病房准备

麻醉床准备（图 1-5）及床旁物品准备（表 5-7）。

表 5-7 术中病房物品准备

物品	图片	目的	数量
遥测心电监护仪		准确测量患者的生命体征及血氧饱和度的变化	1 个

续上表

物品	图片	目的	数量
吸氧装置、氧卡、"四防"牌		促进呼吸功能恢复，有助于提高血液中氧饱和度	1套
过床板		方便术后患者过床	1个
管道固定胶带和管道标识		固定术后管道和标明管道名称、置入时间及置入长度、外露长度	各2个
别针		固定术后管道	2～3个

续上表

物品	图片	目的	数量
棉签		禁饮期间湿润口唇	1～2包
尿壶		倾倒及测量术后引流液量	1个
翻身枕		方便翻身，预防压疮	1个
血压计、体温计		测量生命体征	各1个

续上表

物品	图片	目的	数量
护理床边记录单	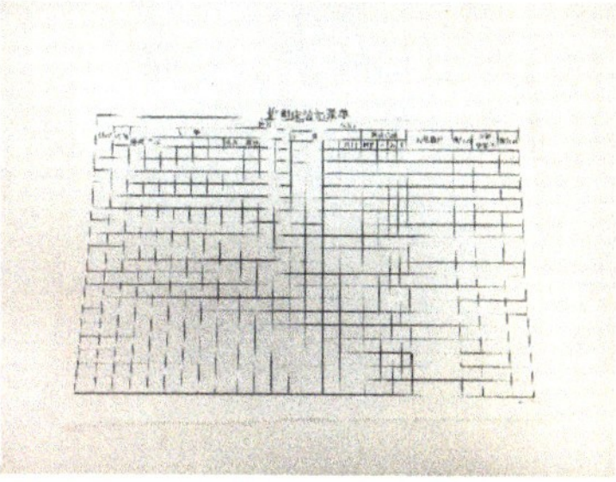	记录出入量及翻身时间	1份
0.9%氯化钠100 mL、输液器、延长管、直尺	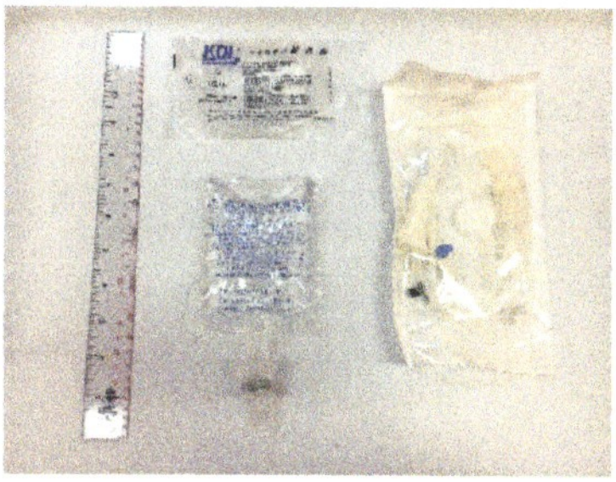	术后测CVP，根据CVP值调节输液速度	各1份
血糖仪、测血糖针头、末梢采血针	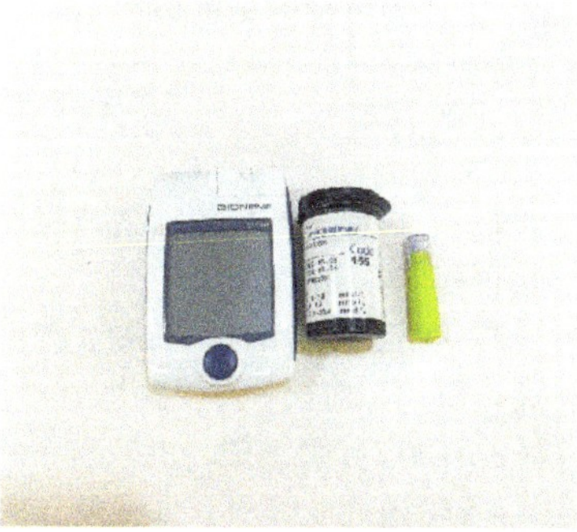	术后测血糖，及时调节营养袋糖分和胰岛素用量	1套

四、术后护理

（一）护理评估

1. 生命体征评估

测量血压、脉搏、呼吸，每30 min测1次，共测4次。患者生命体征平稳后改为每小时测1次，共测2次。术后24 h病情平稳后逐步延长测量间隔时间。

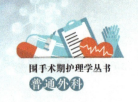

测量血糖每 6 h 测 1 次至停肠外高营养治疗。测 CVP 每 12 h 测 1 次至术后 CVP 平稳、所有静脉输液停止。

2. 疼痛评估

使用腹带减轻患者因咳嗽、翻身等引起的伤口疼痛，妥善固定好管道避免因管道牵扯引起疼痛，每 12 h 使用 1 次止痛药，指导镇痛泵的使用。

3. 跌倒 / 坠床风险评估

跌倒 / 坠床风险评估单见附表 5。

4. 压疮风险评估

压疮风险评估单见附表 6。

5. 血栓风险评估

深静脉血栓风险评估单见附表 7。

（二）体位

（1）麻醉未清醒前取平卧位，头偏向一侧（图 1-8）。

（2）术后 6 h 改半卧位（图 3-7，Miles 手术除外）。

（三）管道护理

（1）术后常见管道的维护见表 5-8。

表 5-8　术后常见管道的维护

项目	图示	护理原则
中心静脉导管		（1）了解导管的位置、置入深度及外露长度，判断导管是否移位。 （2）检查穿刺点有无红肿、渗液等，判断是否出现静脉炎、感染、血栓等并发症。 （3）CVC 导管维护，更换敷料。 （4）管道摆放时稍有弧度及二次固定，预防脱管
腹腔引流管		（1）保持引流管通畅，避免打折、扭曲、脱管。管道摆放时稍有弧度沿体表向下二次固定。固定方法：高举平抬法。 （2）观察引流管中引流液颜色、性状、量、气味，查看有无异常。 （3）防止逆行感染，保持引流袋低于引流口的位置。 （4）按无菌原则定时更换引流袋或引流瓶

续上表

项目	图示	护理原则
盆腔引流管	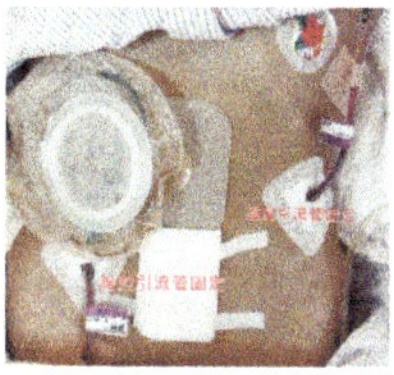	（1）保持引流管通畅，避免打折、扭曲、脱管。管道摆放时稍有弧度沿体表向上二次固定。固定方法：高举平抬法。 （2）观察引流管中引流液颜色、性状、量、气味，查看有无异常。 （3）防止逆行感染，保持引流袋低于引流口的位置。 （4）按无菌原则定时更换引流袋或引流瓶
肛管	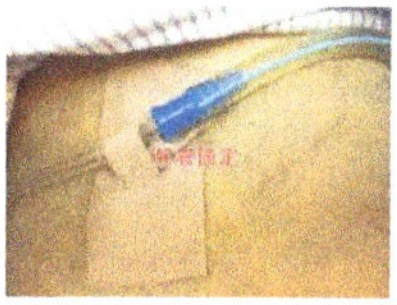	（1）保持引流管通畅，避免打折、扭曲、脱管。管道摆放时稍有弧度由下往上，沿大腿内侧向外二次固定，避免因管道牵扯肛周固定缝线引起疼痛。固定方法：高举平抬法。 （2）观察引流管中引流液颜色、性状、量、气味，查看有无异常。 （3）防止逆行感染，保持引流袋低于引流口的位置。 （4）按无菌原则定时更换引流袋或引流瓶

（2）术后管道观察要点见表5-9。

表5-9 术后管道观察要点

管道名称	引流液颜色	引流液量	引流液性状	拔管指征
尿管	正常：黄色或淡黄色。 异常：茶色或浓茶色	少于500 mL/24 h考虑：①心功能不全；②血容量不足；③感染性休克导致肾功能不全	正常：澄清。 异常：絮状，考虑有尿路感染	视情况而定，尽早拔管
盆腔引流管	正常：暗红色、淡红色或黄色。 异常：鲜红色或含粪渣的墨绿色、乳糜色	异常：大于100 mL/h，考虑有活动出血	正常：澄清、无异味。 异常：浑浊、有粪臭味	术后5～7天，待引流液量减少、性状无异常，已排气排便，即可拔除引流管

续上表

管道名称	引流液颜色	引流液量	引流液性状	拔管指征
肛管	正常：早期呈暗红色，排气后呈含粪渣的墨绿色或黄色。异常：鲜红色	异常：大于100 mL/h，鲜红色液体，考虑有活动性出血	粪渣或絮状坏死脱落组织	术后2～3天，已排气，即可拔除引流管

（四）康复锻炼

（1）穿脱弹力袜。
（2）卧床活动。
（3）下床活动。
（4）胃肠功能恢复：①嚼口香糖（术后第1天），3次/天，1次（2粒）/10分钟；②吴茱萸热敷；③超声电导仪理疗。

（五）饮食指导

1. 传统方法

早期禁食，全肠外营养（表5-10）。

表5-10 传统饮食方法

术后时间	饮食类别	食物种类
早期（肛门未排气或造口未排气）	禁食	水：200 mL/d
术后48～72 h（肛门已排气或造口已排气）	流质	水，米汤，去油排骨汤、鸡汤、瘦肉水等，忌易引起胀气的食物，如牛奶、豆浆等
术后1周	少渣半流质	面条、水蒸蛋、蛋糕、鱼肉、冬瓜等食物
术后2周	普食	补充高热量、高蛋白、低脂、维生素含量丰富的食物，如豆制品、蛋、鱼等

2. 肠内营养

术后早期（术后6 h）开始应用肠内全营养制剂（如安素粉）可促进肠功能的恢复，维持并修复肠黏膜屏障，改善患者营养状况，减少术后并发症。

(六)并发症的护理

1. **切口感染**

监测患者生命体征情况,观察切口有无充血、水肿、剧烈疼痛等,遵医嘱预防性应用抗生素。若发生感染,选用抗菌类敷料或清创。

2. **吻合口瘘**

术后7～10天内忌灌肠,术后严密观察患者有无吻合口瘘的表现:未排气排便、发热、腹痛、盆腔引流液有粪臭味或呈粪渣样、全身感染性休克(如血压低、尿少)等。

第四节 出院指导

一、饮食指导

根据患者进食后有无腹胀、腹痛及肛门(造口)排气、排便情况调节饮食,宜进食新鲜蔬菜、水果,多饮水,避免高脂肪及辛辣、刺激性或生冷的食物。

二、功能锻炼

临时性造口后3～6个月需要行造口回纳者,需要进行肛门括约肌的锻炼。

三、工作和社交指导

保持心情舒畅,尽快融入正常的生活、工作和社会活动中。有肠造口的患者,可参加造口患者联谊会,学习交流彼此的经验和体会,重拾自信。

四、复诊计划

(1)术后1个月可行化疗,行化疗者定期复查血常规、肝肾功能,出现异常及时到医院就诊。

(2)无须化疗者:按复诊计划按时复查,不适随诊。

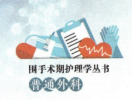

术后复诊计划见表5-11。

表5-11 术后复诊计划

时间	体格检查	监测 CEA、CA19-9	胸部、全腹部增强 CT	盆腔增强 MR	肠镜检查
术后3个月	√	√			
术后6个月	√	√	√		√
术后9个月	√	√			
术后12个月	√	√	√	√	√
术后15个月	√	√			
术后18个月	√	√	√		
术后21个月	√	√			
术后24个月	√	√	√	√	
术后30个月	√	√			
术后36个月	√	√	√	√	√
术后42个月	√	√			
术后48个月	√	√	√	√	
术后54个月	√	√			
术后60个月	√	√	√	√	
以后每年1次	√	√	√	√	

注：术后1年内行肠镜检查（推荐3～6个月行1次）；若有异常，1年内再复查；若未见息肉，3年内再复查；之后每5年复查1次。随诊检查发现的大肠腺瘤均建议切除。

本章引用网络图片来源

图5-4：https：//zhuanlan.zhihu.com/p/92721911? from=singlemessage.

图5-5：https：//www.sohu.com/a/30704217_243437.

图5-6：https：//max.book118.com/html/2021/0325/8010110134003064.shtm.

图5-7：https：//www.sohu.com/a/190296357_306430.

第六章 直肠癌围手术期护理

第一节 直肠解剖生理概述

一、直肠解剖概要

直肠位于盆腔的后部,平骶岬处上接乙状结肠,沿骶骨、尾骨前面下行,至尾骨平面穿过盆膈与肛管相连。上部直肠与结肠粗细相同,下部扩大成直肠壶腹,是暂存粪便的部位。直肠长度为 12~15 cm,分为上段直肠和下段直肠,以腹膜反折为界。上段直肠的前面和两侧有腹膜覆盖,前面的腹膜反折成直肠膀胱陷凹或直肠子宫陷凹。下段直肠全部位于腹膜外。男性直肠下段的前方借直肠膀胱隔与膀胱底、前列腺、精囊腺、输精管壶腹及输尿管盆段相邻。女性直肠下段借直肠阴道隔与阴道后壁相邻。直肠后方是骶骨、尾骨和梨状肌。外科临床工作中,可将直肠分为上段、中段、下段直肠,分别以齿状线上 5 cm、10 cm、15 cm 为界。上段直肠癌与中下段直肠癌的治疗方案有所不同。

直肠环肌在直肠下端增厚而成为肛管内括约肌,属不随意肌,受自主神经支配,可协助排便,无括约肛门的功能。直肠纵肌下端与肛提肌和内、外括约肌相连。直肠黏膜紧贴肠壁,黏膜在直肠壶腹部有上、中、下三条半月形的直肠横襞,内含环肌纤维,称为直肠瓣。直肠下端由于与口径较小且呈闭缩状态的肛管相接,直肠黏膜呈现 8~10 个隆起的纵形皱襞,称为肛柱。肛柱基底之间有半月形皱襞,称为肛瓣。肛瓣与肛柱下端共同围成的小窝,称肛窦。窦口向上,肛门腺开口于此。窦内容易积存粪屑,易于感染而发生肛窦炎。肛管与肛柱连接的部位,有三角形的乳头状隆起,称为肛乳头。肛瓣边缘和肛柱下端共同在直肠和肛管交界处形成一锯齿状的环形线,称齿状线。

直肠系膜：在中下段直肠的后方和两侧包裹着直肠的、形成半圈 1.5～2.0 cm 厚的结缔组织。

直肠矢状面、肛管冠状位断面解剖分别见图 6-1、图 6-2。

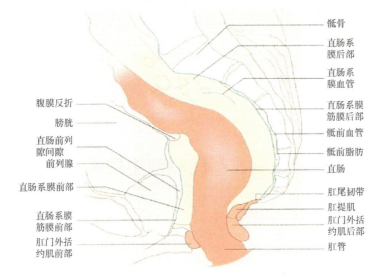

图 6-1　直肠矢状面解剖

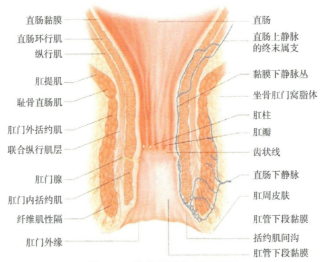

图 6-2　肛管冠状位断面解剖

二、直肠生理概要

直肠有排便、吸收和分泌功能，可吸收少量的水、盐、葡萄糖和一部分药物，也分泌黏液以利排便。直肠下端是排便反射的主要发生部位，是排便功能中的重要环节。

第二节 直 肠 癌

直肠癌（carcinoma of the rectum）是位于乙状结肠直肠交界处至齿状线之间的癌，较常见。

中国人直肠癌有三个流行病学特点（表6-1）。

表6-1 直肠癌流行病学特点

特点	比例
直肠癌比结肠癌发病率高	约占60%；部分地区二者发病率接近1∶1
低位直肠癌占比高	占直肠癌的60%～75%
青年人（小于30岁）直肠癌比例高	占直肠癌的10%～15%

一、病因

直肠癌的发病原因尚不清楚，其相关的高危因素如下：

（一）饮食

过多摄入动物脂肪和动物蛋白饮食，缺乏新鲜蔬菜及含纤维素食品。

（二）运动

缺乏适度的体力活动。

（三）遗传因素

遗传易感性在直肠癌的发病中有重要地位。

二、病理与分型

（一）大体分型

直肠癌大体分型见表6-2。

表 6-2　直肠癌大体分型

分型	特点	恶性程度
溃疡型	多见，占 50% 以上，形状为圆形或卵圆形，中心凹陷，边缘凸起，向肠壁深层生长并向周围浸润。早期可有溃疡，易出血	分化程度较低，转移较早
隆起型	向肠腔内突出，肿块增大时表面可产生溃疡；向周围浸润少	预后较好
浸润型	癌肿沿肠壁浸润，使肠腔狭窄	分化程度低，转移早而预后差

（二）组织学分类

直肠癌组织学分类见表 6-3。

表 6-3　直肠癌组织学分类

分类	特点	恶性程度
腺癌	（1）管状腺癌：细胞排列呈腺管或腺泡状排列	分高、中、低分化腺癌，恶性程度依次升高
	（2）乳头状腺癌：癌细胞排列组成粗细不等的乳头状结构，乳头中心索为少量血管间质	
	（3）黏液腺癌：由分泌黏液的癌细胞构成，癌组织内有大量黏液为其特征	恶性程度较高
	（4）印戒细胞癌：由弥漫成片的印戒细胞构成，其胞核深染，偏于胞质一侧，似戒指样	恶性程度高，预后差
	表中"（1）（2）"项占 75%～85%，"（3）"项占 10%～20%	—
腺鳞癌	肿瘤由腺癌细胞和鳞癌细胞构成	多为中分化至低分化，恶性程度较高
未分化癌	癌细胞弥漫呈片状或团状，不形成腺管状结构，细胞排列无规律，癌细胞较小，形态较一致	恶性程度高，预后差

直肠癌可以在一个肿瘤中出现两种或两种以上的组织类型，且分化程度并非完全一致，这是直肠癌的组织学特征。

（三）扩散与转移

直肠癌扩散与转移见表 6-4。

表 6-4 直肠癌扩散与转移

方式	特点
直接浸润	癌肿首先直接向肠壁深层浸润性生长，向肠壁纵轴浸润发生较晚。直接浸润可穿透浆膜层侵入邻近脏器如子宫、膀胱等；下段直肠癌由于缺乏浆膜层的屏障作用，易向四周浸润，侵入附近脏器如前列腺、精囊腺、阴道、输尿管等
淋巴转移	是主要的扩散途径。上段直肠癌向上沿直肠上动脉、肠系膜下动脉及腹主动脉周围淋巴结转移；下段直肠癌（以腹膜反折为界）主要向上方和侧方转移；齿状线周围的癌肿可向上方、侧方、下方转移，向下方转移可表现为腹股沟淋巴结肿大
血行转移	癌肿侵入静脉后沿门静脉转移至肝；也可由髂静脉转移至肺、骨和脑等。直肠癌致肠梗阻和手术时挤压，易造成血行转移
种植转移	直肠癌种植转移的机会较小，上段直肠癌可发生种植转移

三、临床表现

直肠癌早期无明显症状，癌肿破溃形成溃疡或感染时才出现症状（表6-5）。

表 6-5 直肠癌临床表现

症状	临床表现
直肠刺激	便意频繁，排便习惯改变；便前肛门有下坠、里急后重、排便不尽感，晚期有下腹痛
肠腔狭窄	初时大便变细，当造成肠管部分梗阻后，有腹痛、腹胀、肠鸣音亢进等不全性肠梗阻表现
癌肿破溃感染	大便表面带血及黏液，甚至有脓血便。便血80%～90%、便频60%～70%、便细40%、黏液便35%、肛门痛20%、里急后重20%、便秘10%
癌肿侵犯前列腺、膀胱	有尿频、尿痛、血尿表现。侵犯骶前神经可出现骶尾部剧烈持续性疼痛
癌肿肝转移	有腹水、肝大、黄疸、贫血、消瘦、水肿等表现

四、诊断

根据病史、体检、影像学和内镜检查做出直肠癌临床诊断，其准确率可达95%以上（表6-6）。

表 6-6　直肠癌检查项目

检查项目	优点
直肠指诊	是诊断直肠癌最重要的方法,能在直肠指诊时触及癌肿。直肠指诊可查出癌肿的部位、距肛缘的距离,癌肿的大小、范围、固定程度、与周围脏器的关系等
大便潜血检查	用于大规模普查或对高危人群作为直肠癌的初筛手段,阳性者再做进一步检查
内镜检查	可在直视下观察,还可取组织进行病理检查

五、辅助检查

直肠癌的筛查应遵循由简到繁的步骤进行。

(一) 影像学检查

直肠癌影像学检查见表 6-7。

表 6-7　直肠癌影像学检查

检查项目	检查目的与意义
直肠 MR/直肠超声	评估肿瘤在肠壁内的浸润深度,对中低位直肠癌的诊断及术前分期有重要价值
胸腹盆 CT/腹部超声	了解直肠癌盆腔内扩散情况,如有无侵犯膀胱、子宫及盆壁,有无肝转移癌及腹主动脉旁淋巴结肿大
PET-CT	排除远处转移及评价手术价值

(二) 肿瘤标记物检测

直肠癌诊断和术后监测有意义的肿瘤标记物是 CEA 和 CA19-9。CEA 主要用于预测直肠癌的预后和监测复发,其临床意义与 CEA 相似。

(三) 其他检查

癌肿位于直肠前壁的女性患者应做阴道检查及双合诊检查。男性患者有泌尿系症状时应行膀胱镜检查。

六、治疗

手术切除是直肠癌的主要治疗方法。术前的放疗和化疗(临床上称为新辅助放化疗)可在一定程度上提高手术疗效。临床上将直肠癌分为低位直肠癌(距齿状线 5 cm 以内)、中位直肠癌(距齿状线 5～10 cm)、高位直肠癌(距齿状线 10 cm 以上）。这种分类对直肠癌手术方式的选择有重要的参考价值。

（一）手术治疗

根治性切除包括切除癌肿、足够的两端肠段、已侵犯的邻近器官的全部或部分、四周被浸润的组织及全直肠系膜。若不能进行根治性切除，亦应进行姑息性切除，使症状得到缓解。若伴发能切除的肝转移癌应同时切除肝转移癌。

手术方式的选择：根据癌肿所在部位、大小、活动度、细胞分化程度及术前患者的排便控制能力等因素综合判断。这些是选择手术方式的重要依据（表6-8）。

表6-8 直肠癌手术方式

手术方式	适用范围	切除范围
局部切除术	早期瘤体小、T1期、分化程度高的直肠癌	切除肿瘤及瘤周约1 cm范围内正常组织（图6-3）
腹会阴联合直肠癌根治术（Miles手术）	腹膜反折以下的直肠癌	全部直肠、肠系膜下动脉及其区域淋巴结、全直肠系膜、肛提肌、坐骨肛门窝内脂肪、肛管及肛门周围3～5 cm范围内的皮肤、皮下组织及全部肛门括约肌（图6-4），于左下腹行永久性乙状结肠单腔造口
经腹直肠癌切除术/直肠低位前切除术（Dixon手术）	距齿状线5 cm以上的直肠癌，以根治性切除为前提，要求远端切缘距癌肿下缘2 cm以上	如图6-5所示，低位吻合、超低位吻合后行临时性横结肠造口或回肠造口
经腹直肠癌切除、近端造口、远端封闭术（Hartmann手术）	全身一般情况很差，不能耐受Miles手术或急性梗阻不宜行Dixon手术者	如图6-6所示

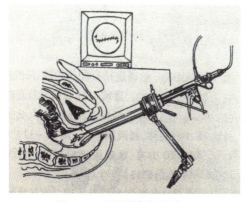

图6-3 经肛局部切除术

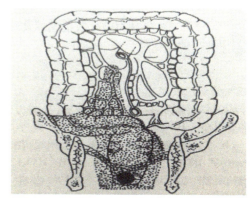

图6-4 Miles手术

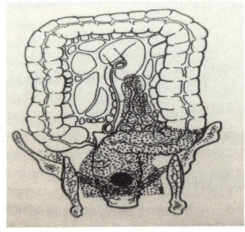

图 6-5 Dixon 手术

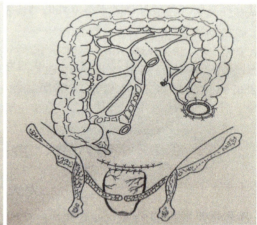

图 6-6 Hartmann 手术

直肠癌根治术有多种手术方式，但经典的术式仍然是 Miles 手术和 Dixon 手术。直肠癌侵犯子宫时，可一并切除子宫，称为后盆腔脏器清扫；直肠癌侵犯膀胱，行直肠和膀胱（男性）或直肠、子宫和膀胱（女性）切除时，称为全盆腔清扫。

（二）放射治疗

放射治疗作为手术切除的辅助疗法，有提高疗效的作用。

（三）化疗

直肠癌的辅助化疗均以 5-氟尿嘧啶为基础用药。给药途径有静脉给药、局部缓释颗粒、术后腹腔置管灌注给药及热灌注化疗等，以静脉化疗为主。目前一线联合化疗药物的组成主要有 3 种方案：① FOLFOX6 方案；② XELOX 方案；③ MAYO 方案。

（四）新辅助放化疗

对 T3、T4 期直肠癌行新辅助放化疗得到众多医疗中心的认同。I 期直肠癌患者不建议行辅助化疗。

（五）其他治疗

目前对直肠癌的治疗正进行着非常广泛的研究，如基因治疗、靶向治疗、免疫治疗等。低位直肠癌形成肠腔狭窄且不能手术者，可用电灼、液氮冷冻和激光凝固、烧灼等局部治疗或放置金属支架，以改善症状。

第三节　直肠癌围手术期护理要点

一、心理护理

心理护理参见第一章第三节"一、"相应内容。

二、术前护理

(一) 体格检查

1. 直肠指诊

直肠指诊是诊断直肠癌最重要的方法，能在直肠指诊时触及癌肿。直肠指诊可查出癌肿的部位、距肛缘的距离，癌肿的大小、范围、固定程度、与周围脏器的关系等。

2. 腹部体查（略）

(二) 术前营养评估

术前营养评估参见第一章第三节"二、(二)"相应内容。

(三) 血栓风险评估

使用深静脉血栓风险评估单（附表7）评估后根据评分给予相应护理措施。

(四) 术前准备

1. 术前宣教

呼吸功能锻炼：<u>缩唇呼吸法</u>、<u>腹式呼吸法</u>、<u>深呼吸有效咳嗽法</u>、呼吸训练仪的使用。

2. 交代患者术后当天注意事项

交代患者术后当天注意事项，如体位、饮食、疼痛、引流、活动、伤口敷料等（表6-9）。

表6-9　术后当天注意事项

指导内容	详细说明	目的
饮食	禁食禁饮	（1）防止麻醉引起误吸，导致吸入性肺炎或窒息。 （2）预防术后腹胀

续上表

指导内容	详细说明	目的
体位	术后6h取平卧位，后可改半卧位	减轻伤口疼痛，利于呼吸及引流液引流
疼痛	术后镇痛泵	缓解术后伤口疼痛
引流	常规有尿管、肛管及盆腔引流管	—
活动	术后当天须卧床，可在床上翻身活动	预防压疮及血栓
观察要点	引流液颜色、量及引流管是否受压	避免引流管受压，影响引流液引流

3. 用物准备

术后相关物品准备见表6-10。

表6-10 术后相关物品准备

物品	图片	作用	数量
呼吸训练仪		肺功能锻炼，减少术后肺部感染机会	1个
护理垫（60 cm×90 cm）		保持床单位清洁，减少术后频繁换床单搬动患者引起患者不适	1包
腹带		降低切口张力，减少疼痛	1条
输液报警器		及时发现输液异常问题，防止输液滴空	1个

续上表

物品	图片	作用	数量
口香糖		促进胃肠蠕动，清新口气	1瓶
柠檬		预防术后恶心呕吐，止吐	2～4个
弹力袜		预防术后血栓	1双

4. **患者准备**

根据术前准备指导单（附表2）相关内容对患者进行术前准备指导，并使用术前准备患者接受度评价单（附表3）对患者的术前准备掌握程度进行评价。

5. **造口术前定位**

（1）部位选择：①根据手术方式及患者生活习惯选择造口位置；②造口位于腹直肌内；③患者能看清造口位置；④造口所在位置应避开瘢痕、皮肤凹陷、皱褶、皮肤慢性病变、系腰带及骨隆突处等影响造口袋粘贴的部位。

（2）定位方法：造口治疗师根据患者的情况选定造口位置，做好标记，嘱患者改变体位时观察预选位置是否满足上述要求，以便及时调整。

6. **肠道准备**

术前3天进少渣半流质饮食（如稀饭、水蒸蛋），术前1天进无渣流质饮食，晚上8点饮泻药。

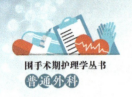

三、术中护理

（一）手术名称及麻醉方式

（1）手术名称：经肛局部切除术（图6-3）。麻醉方式：腰硬联合麻醉+静脉全身麻醉。

（2）手术方式：腹会阴联合直肠癌根治术（Miles手术，图6-4）。麻醉方式：气管插管全身麻醉。

（3）手术方式：经腹直肠癌切除术/直肠低位前切除术（Dixon手术，图6-5）。麻醉方式：气管插管全身麻醉。

（4）手术方式：经腹直肠癌切除、近端造口、远端封闭术（Hartmann手术，图6-6）。麻醉方式：气管插管全身麻醉。

（二）术中病房准备

麻醉床准备（图1-5）及病房物品准备（表6-11）。

表6-11 术中病房物品准备

物品	图片	目的	数量
遥测心电监护仪		准确测量患者的生命体征及血氧饱和度的变化	1个
吸氧装置、氧卡、"四防"牌		促进呼吸功能恢复，有助于提高血液中氧饱和度	1套

续上表

物品	图片	目的	数量
过床板		方便术后患者过床	1个
管道固定胶带和管道标识		固定术后管道和标明管道名称、置入时间及置入长度、外露长度	各2个
别针		固定术后管道	2～3个
棉签		禁饮期间湿润口唇	1～2包

续上表

物品	图片	目的	数量
尿壶		倾倒及测量术后引流液量	1个
翻身枕		方便翻身，预防压疮	1个
血压计、体温计		监测生命体征	各1个
护理床边记录单		记录出入量及翻身时间	1份

续上表

物品	图片	目的	数量
0.9%氯化钠100 mL、输液器、延长管、直尺		术后测CVP，根据CVP值调节输液速度	各1份
血糖仪、血糖试纸、末梢采血针		术后检测血糖，及时调节营养袋糖分和胰岛素用量	1套

四、术后护理

（一）护理评估

1. 生命体征评估

测量血压、脉搏、呼吸，每30 min测1次，共测4次。患者生命体征平稳后改为每小时测1次，共测2次。术后24 h病情平稳后逐步延长测量间隔时间。

2. 测量血糖

每6 h测量1次血糖至肠外高营养治疗停止。

3. 测CVP

每12 h测量1次CVP至术后CVP平稳及所有静脉输液停止。

4. 疼痛评估

疼痛评估参见第一章第三节"四、（一）2."相应内容。

（二）体位

（1）麻醉未清醒前取平卧位。

（2）术后 6 h 改半卧位（Miles 手术除外）。

（三）管道护理

（1）术后常见管道维护见表 6-12。

表 6-12　术后常见管道维护

管道名称	图片	护理原则
中心静脉导管		（1）了解导管的位置、置入深度及外露长度，判断导管是否移位。 （2）检查穿刺点有无红肿、渗液等，判断是否出现静脉炎、感染、血栓等并发症。 （3）CVC 导管维护，更换敷料。 （4）管道摆放时稍有弧度及二次固定，预防脱管
腹腔、盆腔引流管		（1）保持引流管通畅，避免打折、扭曲、脱管。管道摆放时稍有弧度沿体表向下（腹腔引流管）或向上（盆腔引流管）二次固定。固定方法：高举平抬法。 （2）观察引流管中引流液颜色、性状、量、气味，查看有无异常。 （3）防止逆行感染，保持引流袋低于引流口的位置。 （4）按无菌原则定时更换引流袋或引流瓶
肛管		管道摆放时稍有弧度由下往上，沿大腿内侧向外二次固定，避免管道牵扯肛周固定缝线引起疼痛。余护理原则同腹腔、盆腔引流管

（2）术后管道观察要点见表 6-13。

表 6-13　术后管道观察要点

管道名称	引流液颜色	引流液量	引流液性状	拔管指征
尿管	正常：黄色或淡黄色。 异常：茶色或浓茶色	少于 500 mL/24 h 考虑：①心功能不全；②血容量不足；③感染性休克导致肾功能不全	正常：澄清。 异常：絮状，考虑有尿路感染	视情况而定，尽早拔管

续上表

管道名称	引流液颜色	引流液量	引流液性状	拔管指征
盆腔引流管	正常：暗红色、淡红色或黄色。 异常：鲜红色或含粪渣的墨绿色、乳糜色	异常：大于100 mL/h，考虑有活动性出血	正常：澄清、无异味。 异常：浑浊、有粪臭味	术后5～7天后，待引流液量减少、性状无异常，已排气排便，即可拔除引流管
肛管	正常：早期呈暗红色，排气后含粪渣的呈墨绿色或黄色。 异常：鲜红色	异常：大于100 mL/h，鲜红色液体，考虑有活动性出血	粪渣或絮状坏死脱落组织	术后2～3天，已排气，即可拔除引流管

（四）造口护理

1. 肠造口评估

肠造口评估见表6-14。

表6-14 肠造口评估

项目	正常	正常图片	异常	异常图片
活力	颜色呈红色，表面光滑湿润，术后早期肠黏膜轻度水肿属正常现象，1周左右水肿会消退		颜色呈暗红色，提示造口存在缺血坏死	
高度	肠造口一般高出皮肤1～2 cm		造口回缩	
			造口脱垂	

157

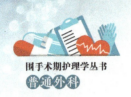

续上表

项目	正常	正常图片	异常	异常图片
性状和大小	呈椭圆形或圆形，结肠造口比回肠造口直径大	—	—	—

2. 造口袋的使用

掌握更换造口袋技术、清洁造口袋技术，以及造口防漏环的使用。

3. 造口患者饮食、运动指导

造口术后对患者进行宣教。

（五）康复锻炼

（1）穿脱弹力袜。

（2）卧床活动。

（3）下床活动。

（4）胃肠功能恢复：①嚼口香糖（术后第1天），3次/天，1次（2粒）/10分钟；②吴茱萸热敷；③超声电导仪理疗。

（六）饮食指导

1. 传统方法

早期禁食，全肠外营养（表6-15）。

表6-15 术后饮食传统方法

术后时间	饮食类别	食物种类
早期（肛门未排气或造口未排气）	禁食	水：200 mL/d
术后48～72 h（肛门已排气或造口已排气）	流质	水，米汤，去油排骨汤、鸡汤、瘦肉水等，忌易引起胀气的食物，如牛奶、豆浆等
术后1周	少渣半流质	面条、水蒸蛋、蛋糕、鱼肉、冬瓜等食物
术后2周	普食	补充高热量、高蛋白、低脂、维生素丰富的食品，如豆制品、蛋、鱼等

2. 肠内营养

术后早期（术后6 h）开始应用肠内全营养制剂（如安素粉，掌握冲配方法）可促进肠功能的恢复，维持并修复肠黏膜屏障，改善患者营养状况，减少术后并发症。

（七）并发症的护理

1. 切口感染

监测患者生命体征情况，观察切口有无充血、水肿、剧烈疼痛等，遵医嘱预防性应用抗生素。若发生感染，选用抗菌类敷料或清创换药处理。

2. 吻合口瘘

术后 7～10 天内忌灌肠，术后严密观察患者有无吻合口瘘的表现：未排气排便、发热、腹痛、盆腔引流液有粪臭味或呈粪渣样、全身感染性休克（如血压低、尿少）等。

3. 造口及周围皮肤常见并发症的护理

造口及周围皮肤常见并发症的护理见表 6-16。

表 6-16 造口及周围皮肤常见并发症的护理

并发症	图片	处理原则
造口出血		多由肠造口黏膜与皮肤连接处的毛细血管及小静脉出血或肠系膜小动脉未结扎或结扎线脱落所致。出血少时，可用棉球和纱布稍加压迫；出血较多时，可用 1% 肾上腺素溶液浸湿的纱布压迫或用云南白药粉外敷；大量出血时，需要缝扎止血
造口缺血坏死		多由于造口血运不良、张力过大引起。术后密切观察肠造口的颜色并解除一切可能对造口产生压迫的因素。若肠造口出现暗红色或紫色，提示肠黏膜缺血；若局部或全肠管变黑，提示肠管缺血坏死，应及时报告医生予以处理
造口狭窄		由于造口周围瘢痕挛缩，可引起造口狭窄。观察患者是否出现腹痛、腹胀、恶心、呕吐、停止排气排便等肠梗阻症状，也可将食指缓慢插入造口进行探查。若造口狭窄，应在造口处拆线愈合后定期经行扩肛；若造口严重狭窄，需要手术处理

续上表

并发症	图片	处理原则
造口回缩		可能是造口肠段系膜牵拉回缩、造口感染等因素所致。轻度回缩时，可用凸面底盘的造口袋；严重者需要手术重建造口
造口脱垂		大多由于肠段保留过长或固定欠牢固、腹壁肌层开口过大、术后腹内压增高等因素引起。轻度脱垂时，无须特殊处理；中度脱垂时可手法复位并用腹带稍加压包扎；重症者需要手术处理
皮肤黏膜分离		常因造口局部坏死、缝线脱落或缝合处感染等引起。分离较浅者，可先用水胶体敷料保护，再用防漏条阻隔后粘贴造口袋；分离较深者，多用藻酸盐类敷料填塞，再用防漏条阻隔后粘贴造口袋
粪水性皮炎		多由于造口位置差、难贴造口袋、底盘开口裁剪过大等导致粪便长时间刺激皮肤所致。针对患者情况，指导患者使用合适的造口护理用品并正确护理造口

第四节 出院指导

一、饮食指导

根据患者进食后有无腹胀、腹痛,以及肛门(造口)排气排便情况调节饮食,宜进食新鲜蔬菜、水果,多饮水,避免高脂肪及辛辣、刺激性或生冷的食物。

二、功能锻炼

临时性造口术后 3~6 个月需要行造口回纳者,需要进行肛门括约肌的锻炼。

三、结肠造口的灌洗(Miles 手术)

(一)结肠造口灌洗优点

1. 保持机体功能

逐渐形成定时排便习惯,造口处清洁卫生(24~48 h 内无粪便从肠造口处排出)。

2. 减少异味

结肠造口灌洗可使粪便彻底排出,减少肠道内细菌的生长繁殖,从而消除或减轻肠腔内的积气和异味。

3. 增强社交信心和自尊

结肠造口灌洗后,24~48 h 内无粪便从肠造口处排出,可以不用佩戴造口袋,每日只需要一块小纱布或卫生纸覆盖即可。这方便了工作、日常生活和社会活动,明显提高了患者生活质量。

4. 减少皮肤刺激

因无粪便泄漏,降低了肠道排泄物对造口周围皮肤的刺激,避免了刺激性皮炎的发生。

5. 节省费用

结肠造口灌洗后无须佩戴造口袋,减少了造口袋的费用。

(二)结肠造口灌洗缺点

(1)灌洗时间长:需要每日或隔日进行一次,每次耗时 40~60 min,可能会

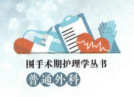

影响患者生活。

（2）需要一定的操作技术，患者可能排斥灌洗过程。

（3）一次或多次灌洗不成功会使患者产生失败情绪，难以坚持，半途而废。

（4）由于操作不慎可能会导致肠穿孔。

（三）结肠造口灌洗适应证

（1）乙状结肠或降结肠永久性单腔造口，且患者体质好、精神及情绪稳定、肠道功能正常。

（2）患者能接受灌洗方法，并有能力进行自我调控。

（3）家庭成员支持，有独立卫生间，每日有充足的时间进行结肠造口灌洗。

（四）结肠造口灌洗禁忌证

（1）低龄患者：婴儿容易发生肠穿孔，儿童不能坐太久。

（2）高龄体弱患者：难以保持较好的体质或精神状态。

（3）临时性结肠造口、升结肠或横结肠造口。

（4）肠造口手术前排便无规律。

（5）造口脱垂或造口旁疝。

（6）结肠持续性病变、广泛的憩室炎、放射性结肠炎、结肠炎（增加肠穿孔的危险）、化疗（增加结肠的脆性，增加肠穿孔的危险）。

（7）严重关节炎（动作欠灵活）、帕金森病、瘫痪。

（8）并发症：潜在液体过多（心脏或肾脏疾病患者）。

以上情况均不宜行结肠造口灌洗。

开始结肠造口灌洗时间的选择：当患者接受肠造口手术身体康复以后，即可进行结肠造口灌洗；若患者需要进行化疗或放疗，应该在化疗或放疗结束后 3～6 个月，再行结肠造口灌洗。

（五）结肠造口灌洗操作步骤

（1）将准备好的温水（36～38℃，600～1000 mL）注入灌洗袋内并排空灌洗管内气体，将灌洗袋挂在患者身体侧上方，灌洗袋液面距肠造口处 45～60 cm。

（2）患者取坐位（坐式便器或小凳）。

（3）去除造口用品，清洁造口及造口周围皮肤。

（4）佩戴腰带及底盘，装上袖式引流袋并将其底端放入便池内或扎紧袖式引流袋的底端。

（5）涂抹润滑剂于灌洗圆锥头上，并轻轻插入造口内，用手指轻轻压住灌洗圆锥头预防水逆流（第一次灌洗时，护士应用食指探查肠造口，了解其方向，同时也指导患者自探)。

（6）打开管夹让水缓慢流入肠道内，一般以匀速流量入水 10～15 min，当接受灌洗者感到腹胀时表明量已足够。成人一般为 600～1100 mL。

（7）将所需水容量灌入结肠后，将管夹关紧；灌洗圆锥头仍须压在肠造口处约 3 min 后再取出。

（8）15 min 后，大部分排泄物已经排出，灌洗者可在袖带尾端扎紧后起身活动；30～140 min 后粪便才能排除干净。

（9）当灌洗完全结束后，除去袖式引流袋，清洁造口并戴上造口用品。

（10）将灌洗用品清洗干净，晾干备用。

（11）若为结肠造口清洁灌洗，请按上述方法多次灌洗直至肠道彻底清洁。

（六）结肠造口灌洗间隔时间

（1）结肠造口灌洗后请留意下次排大便时间。如果灌洗后 48 h 有大便排出，这就表明应该每 48 h 灌洗一次。如果灌洗后 24 h 有大便排出，这就表明应该每 24 h 灌洗一次。

（2）结肠造口灌洗后无大便排出，不能再继续灌洗，要等待预定的（设定的）下一次灌洗时间。

（七）结肠造口灌洗规则

（1）要在每日定时进行，每日一次或隔日一次。
（2）结肠造口灌洗后留意下次排便时间。
（3）最好长期执行。

（八）结肠造口灌洗过程中存在的问题及解决方法

结肠造口灌洗过程中存在的问题及解决方法见表 6-17。

表 6-17 结肠造口灌洗过程中存在的问题及解决方法

存在的问题	可能原因	解决方法
大便无回流	灌入水量太少，被大肠吸收	等待下次灌洗时间（佩戴造口袋）；增加口服液体量
腹泻	敏感；消化问题；感染	放松休息；调节饮食；药物治疗
水灌不进	灌洗圆锥头异位；大便干结堵塞；肠蠕动波	校正灌洗圆锥头位置；去除干结大便；移开灌洗圆锥头，让粪便排出后再灌洗

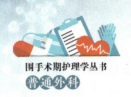

四、工作和社交指导

保持心情舒畅,尽快融入正常的生活、工作和社会活动中。有肠造口的患者,可参加造口患者联谊会,学习交流彼此的经验和体会,重拾自信。

五、复诊计划

(1)术后1个月可行化疗,行化疗者应定期复查血常规、肝肾功能,出现异常及时到医院就诊。

(2)无须化疗者:按复诊计划按时复查,不适随诊。

术后复诊计划见表6-18。

表6-18 术后复诊计划

时间	体格检查	监测 CEA、CA19-9	胸部、全腹部增强 CT	盆腔增强 MR	肠镜
术后3个月	√	√			
术后6个月	√	√	√		√
术后9个月	√	√			
术后12个月	√	√	√	√	√
术后15个月	√	√			
术后18个月	√	√	√		
术后21个月	√	√			
术后24个月	√	√	√	√	
术后30个月	√	√			
术后36个月	√	√	√	√	√
术后42个月	√	√			
术后48个月	√	√	√	√	
术后54个月	√	√			
术后60个月	√	√	√	√	
以后每年1次	√	√	√	√	

注:术后1年内行肠镜检查(推荐3~6个月行1次);若有异常,1年内再复查;若未见息肉,3年内再复查;之后每5年复查1次。随诊检查发现的大肠腺瘤均建议切除。

第七章　复杂性肛瘘围手术期护理

第一节　肛管解剖生理概要

一、肛管的解剖概要

肛管上自齿状线，下至肛门缘，长 1.5～2 cm，为解剖学肛管范畴，是消化道的最末端。前方毗邻的器官，男性为尿道及前列腺，女性为子宫及阴道，后方为尾骨。肛门部疾病主要发生在齿状线上下 1.5～2 cm，长 3～4 cm，此范围的消化道称为外科学肛管。

直肠下端由于与口径较小且呈闭缩状态的肛管相接，其黏膜呈现 8～10 个隆起的纵行皱襞，称为肛柱。肛柱基底之间有半月形皱襞，称为肛瓣。肛瓣与肛柱下端共同围成的小隐窝，称为肛窦。窦口向上，肛门腺开口于此。窦内容易积存粪屑，易于感染发生肛窦炎，严重者可形成肛瘘或坐骨直肠窝脓肿等。肛瓣边缘和肛柱下端共同在直肠与肛管交界处形成一锯齿状的环形线，称为齿状线。齿状线以锯齿状而得名，是肛管与直肠的解剖标志。齿状线以上的直肠黏膜由自主神经支配，没有疼痛感神经，齿状线以下的肛管受脊神经支配，疼痛反应比较敏锐。括约肌间沟位于齿状线与肛门缘之间，是内括约肌下缘与外括约肌皮下部的交界处，外观不甚明显，直肠指诊时可触到此浅沟，亦称为白线。肛管是连接直肠与肛门的肌性通道，由内向外分为 5 层：黏膜层、黏膜下层、肛门内括约肌、联合纵肌和肛门外括约肌。（图 7-1）

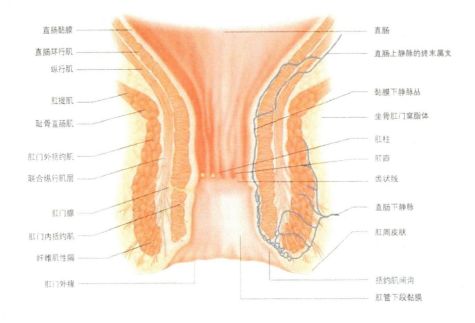

图 7-1 肛管的解剖

图片来源同图 1-1。

二、肛管的生理概要

肛管的主要功能是排泄粪便。肛管上端 3/4 的部分由平滑肌组成的肛门内括约肌环绕，下端由横纹肌组成的肛门外括约肌环绕，其主要作用是通过收缩和放松来控制肛门口的开合，以帮助保持和排出粪便。

第二节 复杂性肛瘘

肛瘘是肛管直肠瘘的简称，是指肛管直肠周围的肉芽肿性管道。肛瘘由内口、瘘管、外口三部分组成，内口多位于肛窦，极小部分位于直肠壁，多为一个内口；外口在肛周皮肤上，可为一个或多个外口。经久不愈或间歇性反复发作为其特点。肛瘘是直肠肛管周围炎症的慢性期表现，任何年龄都可发病，多见于青壮年男性。

一、病因及分类

肛瘘形成的病因见表 7-1。

表 7-1 肛瘘病因

分类	病因
基本因素	大部分直肠肛管周围脓肿自行破溃或经切开引流后，在肛周皮肤形成外口。外口引流不畅导致脓肿再发，封闭的外口再次破溃或在其他位置穿破形成新的外口，如此反复发作，可造成多个瘘管和外口
诱发因素	（1）不良饮食习惯：长期辛辣、油腻饮食可导致便秘或腹泻。 （2）不良生活习惯：久坐、熬夜、嗜烟酒、过度劳累
其他因素	特异性炎性疾病（如克罗恩病、结核、溃疡性结肠炎等）、恶性肿瘤、肛管外伤感染

根据瘘管位置高低、瘘管的数量，可将肛瘘细分为 4 类（表 7-2）。

表 7-2 肛瘘疾病分类

肛瘘分类	瘘管位置	瘘管数	瘘口数
低位单纯性肛瘘	外括约肌深部以下（靠近肛门）	1 个	1 个
低位复杂性肛瘘	外括约肌深部以下	多个	多个
高位单纯性肛瘘	外括约肌深部以上（远离肛门）	1 个	1 个
高位复杂性肛瘘	外括约肌深部以上	多个	多个

二、临床表现

肛瘘的临床表现见表 7-3。

表 7-3 肛瘘临床表现

类型	临床表现
分泌物流出	以持续或间断流出脓性、血性、黏液性分泌物为主要症状
瘙痒	分泌物刺激肛周皮肤引起瘙痒，可并发肛周湿疹
条索状硬块	在肛缘触及条索状硬块，有按压痛感
瘘管排便排气	部分较大的高位肛瘘外口可有粪便、气体排出
肿痛	瘘管引流通畅，可无疼痛或仅有轻微发胀不适。瘘管堵塞时出现胀痛或跳痛，引流后症状缓解
全身症状	当瘘管外口闭合，瘘管有脓肿形成、引流不畅时，可伴发热、寒战、乏力等全身感染症状

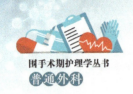

三、辅助检查

（一）肛门指检

指诊时内口处有轻度压痛，有时可扪到硬结样内口及条索样瘘管；肛门镜检查有时可发现内口；自外口探查肛瘘时有造成假性通道的可能，宜用软质探针。

（二）特殊检查

将白色纱布条填入肛管及直肠下端，并从外口注入亚甲蓝溶液，根据白色纱布条染色位置确定内口。

（三）实验室检查

血常规检查可出现白细胞计数及中性粒细胞比例增高。

（四）影像学检查

直肠彩超及 MRI 检查可清晰显示瘘管位置及其与括约肌之间的关系。

（五）其他检查

对于病情复杂、多次手术、病因不明的肛瘘患者，应做钡灌肠或肠镜检查，以排除克罗恩病、溃疡性结肠炎等疾病的存在。

四、治疗

肛瘘极少自愈，不治疗其直肠肛管周围脓肿会反复发作，甚至发生癌变。治疗的方法主要有 2 种。

（一）堵塞法

堵塞法是使用 0.5% 甲硝唑、生理盐水冲洗瘘管后用生物蛋白胶（或动物源的生物栓）自外口注入。该方法无创伤、无痛苦，对单纯性肛瘘可采用，但治愈率较低。

（二）手术治疗

手术治疗原则是将瘘管切开或切除，形成敞开创面，促使愈合。手术的关键是明确瘘管行程和内口位置，尽量减少肛门括约肌的损伤，防止肛门失禁，同时避免瘘的复发。

1. 瘘管切开术

瘘管切开术是将瘘管全程切开，靠肉芽组织生长使伤口二期愈合的方法。适用于低位肛瘘。

2. 肛瘘切除术

肛瘘切除术：切开瘘管并将瘘管壁全部切除至健康组织，使创面敞开；若创面较大，可部分缝合，部分敞开。其适用于低位单纯性肛瘘或高位肛瘘结构中瘘管成熟度较低或括约肌外侧部分。

3. 挂线治疗

挂线治疗：利用橡皮筋或有腐蚀作用的药线的机械性压迫作用，使结扎处组织发生血运障碍而坏死，以缓慢切开肛瘘。适合于距离肛门 3～5 cm，有内外口的低位或高位单纯性肛瘘，或作为复杂性肛瘘切开、切除的辅助治疗。

对复杂性肛瘘的手术治疗要充分、慎重地预估术后的肛门功能及复发概率。若难以达到预期效果，瘘管挂线引流，带瘘生活也是一种安全的生活。

第三节 复杂性肛瘘围手术期护理要点

一、心理护理

心理护理参见第一章第三节"一、（一）"至"一、（三）（16）"相应内容。

二、术前护理

（一）体格检查

1. 肛门视诊

视诊见肛门外口反复少量流脓。

（1）单纯性肛瘘：外口较小，呈乳头状突起。

（2）复杂性肛瘘：外口较大，凹陷，边缘潜行，周围皮肤暗紫。

2. 肛门指诊

肛门指诊时可在齿状线附近触及凹陷或硬结样内口，同时可触及条索状瘘管（图 7-2）。

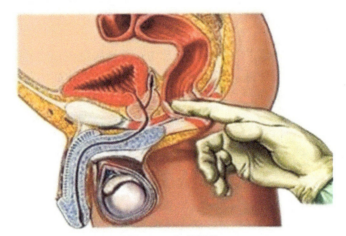

图 7-2 肛门指检

（二）影像学检查

直肠彩超及 MRI 检查可清晰显示瘘管位置及其与括约肌之间的关系。

（三）营养评估

营养评估参见第三章第三节"二、（二）"相应内容。

（四）术前准备

1. 术前宣教

交代术后当天注意事项（体位、饮食、疼痛、渗液引流、活动、伤口情况）。

（1）饮食（表7-4）：术后6h麻醉完全清醒后可进食流质食物（粥、汤、营养粉），忌活血、油腻、辛辣刺激的食物。目的是防止卧床进食引起误吸，导致吸入性肺炎或窒息；保持大便通畅，避免大便干硬或腹泻而刺激肛门部的创面。

（2）体位：术后6h内卧床休息，术后6h后可以下床活动。术后6h内，患者虽然清醒但下半身仍处于麻醉状态，不宜下床活动。

（3）疼痛：常规使用术后镇痛泵，轻度疼痛者可用外用药物（盐酸丁卡因凝胶）止痛，中度疼痛者可使用静脉用药（帕瑞昔布）止痛，重度疼痛者可遵医嘱使用哌替啶或者吗啡止痛。疼痛管理的目的是缓解疼痛，利于患者休息。

（4）渗液引流：术后停留皮筋挂线引流，时间可持续7～14天，一般等待皮筋自动脱落即可，不可手动拔除。注意观察挂线引流手术部位渗血渗液及伤口出血情况。

（5）活动：术后以卧床休息为主，有利于伤口愈合，可适当下床活动，走动幅度不宜过大，避免久站、久坐、久蹲，避免活动过多引起伤口出血或感染。

（6）伤口观察：观察伤口敷料，了解渗血渗液情况。观察有无出血、感染等并发症。及时发现并发症，及时处理。

表7-4 流质、半流质饮食

类型	食物	图片
流质饮食	清汤、稀粥	
半流质饮食	稀饭、水蒸蛋	

2. 用物准备

术后相关物品准备见表7-5。

表7-5 术后相关物品准备

物品	图片	作用	数量
护理垫（60 cm×90 cm）		保持床单位清洁，减少术后频繁换床单搬动患者引起其不适	1包
输液报警器		及时发现输液异常问题，防止输液滴空	1个

续上表

物品	图片	作用	数量
气垫		将肛门局部悬空，避免久坐压迫肛门循环血运，或手术切口被压，导致切口愈合不良	1个
柠檬		预防术后恶心呕吐，止吐	2～4个

3. 患者准备

术前准备指导单见附表2。

4. 肠道准备

术前1天进食少渣或无渣流质饮食；术前晚上采用清洁灌肠或口服泻药的方法排空肠道内粪便，如使用生理盐水、磷酸钠盐灌肠液、复方聚乙二醇电解质散（Ⅱ）（和爽），或手术前采用清洁灌肠方法排空肠道内粪便；便秘患者手术前调整好排便，或按医嘱服用缓泻剂，如乳果糖口服液、复方聚乙二醇4000散。

5. 患者接受度评价

术前准备患者接受度评价单见附表3。

三、术中护理

（一）手术名称及麻醉方式

（1）手术名称：低位复杂性肛瘘为瘘管切开术＋肛瘘切除术，高位复杂性肛瘘为瘘管切开术＋肛瘘切除术＋挂线引流。

A. 肛瘘切开术（图7-3）：是将瘘管全程切开，靠肉芽组织生长使伤口二期愈合的方法。

B. 肛瘘切除术（图7-4）：切开瘘管并将瘘管壁全部切除至健康组织，使创面敞开。

C. 挂线引流术（图7-5）：指利用橡皮筋或有腐蚀作用的药线的机械性压迫作用，使结扎处组织发生血运障碍而坏死，以缓慢切开肛瘘。

（2）麻醉方式：腰硬联合麻醉。

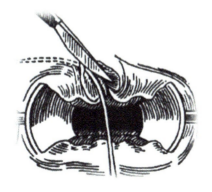

图 7-3 肛瘘切开术

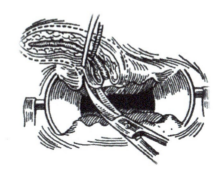

图 7-4 肛瘘切除术

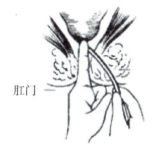

（A）以探针探瘘道内口

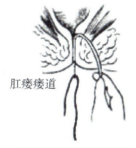

（B）以探针引入挂线

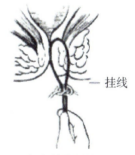

（C）挂线固定

图 7-5 挂线引流术

图片来源同图 4-2。

（二）术中病房准备

麻醉床准备见图 1-5，床旁备物见表 7-6。

表 7-6 术中病房物品准备

物品	图片	目的	数量
遥测心电监护仪		准确测量患者的生命体征及血氧饱和度的变化	1 个

· 173 ·

续上表

物品	图片	目的	数量
吸氧装置、氧卡、"四防"牌		促进呼吸功能恢复，有助于提高血液中氧饱和度	1套
过床板		方便术后患者过床	1个
管道固定胶带和管道标识		固定术后管道和标明管道名称、置入时间及置入长度，外露长度	各2个
别针		固定术后管道	2～3个

续上表

物品	图片	目的	数量
棉签		禁饮期间湿润口唇	1～2包
尿壶		倾倒及测量术后引流液量	1个
翻身枕		方便翻身，预防压疮	1个
血压计、体温计		监测生命体征	各1个

续上表

物品	图片	目的	数量
护理床边记录单		记录出入量及翻身时间	1份

四、术后护理

（一）护理评估

生命体征评估

测量血压、脉搏、呼吸，每 30 min 测 1 次，共测 4 次。患者生命体征平稳后改为每小时测 1 次，共测 2 次。

（二）体位

术后返回病房，取平卧位（图 3-6），可垫枕头。术后清醒，无头晕、无恶心呕吐、肌力正常，方可下床活动。目的是预防脑脊液漏引起的头痛、头晕、恶心、呕吐等症状。

（三）伤口护理

（1）观察有无渗液渗血、红肿，保持伤口干洁。

（2）激光坐浴，坐浴温度 40～43 ℃，持续 15 min；红外线照灯治疗；外擦药物治疗或医生予冲洗换药管，妥善固定。

（3）予消炎止痛对症治疗。

（4）伤口挂线引流。

（四）饮食护理

术后清醒后可饮水，无恶心呕吐可进食流质饮食（如稀粥、清汤，见表 7-4），手术后第 1 天宜进食易消化、高蛋白食物及蔬菜水果，忌辛辣食物和烟酒（表 7-7）。

表 7-7 术后第 1 天饮食

类型	图片
宜	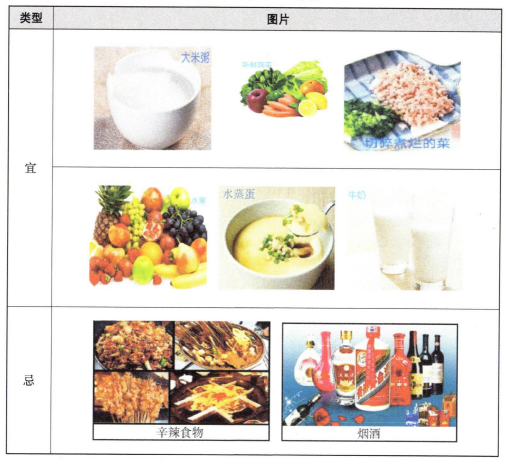
忌	

(五)病情观察要点

(1)排尿异常:观察有无排尿困难或尿潴留症状,排尿困难者应关心体贴患者,缓解其心理压力,经常变换体位,予按摩、热敷下腹部,听流水声或口服药物治疗,如非那雄胺、坦索罗辛。注意提供安全隐蔽的排尿环境,保护患者隐私。

A.尿潴留是指膀胱内充满尿液而不能排出,常由排尿困难发展到一定程度引起。尿潴留常分为急性和慢性两种,前者发病突然,膀胱内胀满尿液不能排出,患者十分痛苦;后者起病缓慢,病程较长,下腹部可触及充满尿液的膀胱,但患者可无明显症状。手术后常见的尿潴留为急性尿潴留。

B.尿潴留病因:急性尿潴留常见于膀胱出口以下尿路严重梗阻,突然不能排尿,大量尿液滞留在膀胱内。痔疮或肛瘘手术及腰椎麻醉术后患者可出现排尿困难或尿潴留。另外，男性前列腺增生、前列腺肿瘤、尿道结石或者尿道狭窄引起的膀胱出口梗阻也有可能出现尿潴留。

C. 尿潴留临床表现见表7-8。

表7-8 尿潴留临床表现

类型	临床表现
急性尿潴留	排尿困难：痛苦，迫切想小便，但无法排出。 膀胱区胀痛难忍及明显膨隆
慢性尿潴留	尿频：1天排尿8次或更多次。 小便不顺畅，尿流微弱或中断，尿意明显，但往往无法顺利排尿。 尿排不净，排尿后仍有尿意

D. 伴随症状：少数患者会有明显上尿路扩张、肾积水，甚至出现尿毒症症状，如全身衰弱、食欲缺乏、恶心、呕吐、贫血等，当发生继发感染时可出现腰痛、发热等症状。

尿潴留腹部检查见表7-9。

表7-9 尿潴留腹部检查

检查类型	表现
视诊	肚脐与耻骨之间可见明显隆起的包块
触诊	压之有尿意及疼痛
叩诊	呈浊音，常提示有急性尿潴留
辅助检查	B超下残余尿量测定

E. 处理措施：急性尿潴留的治疗原则是解除梗阻，恢复排尿。

a. 导尿术是解决急性尿潴留最简便的方法，病因短时间内不能解除者，应留置导尿管持续引流。急性尿潴留放置导尿管引流尿液时，应缓慢地放出200 mL尿液，夹闭尿管，20～30 min后再次放出200 mL，反复多次直至排空膀胱，避免膀胱快速排空，内压骤降引起膀胱出血。

b. 药物治疗。① 5α-还原酶抑制剂。其在改善症状的同时可使前列腺体积减小，应用后可在短期和长期内降低急性尿潴留的发生率。副作用主要为性功能减退。主要药物：非那雄胺，副作用可有头晕或射精异常（逆行射精、延迟射精、不射精）；坦索罗辛。② α-受体阻滞剂。放松膀胱出口和前列腺的肌肉，缓解阻塞，使排尿更容易。

（2）疼痛：主要由于手术创面大、挂线太紧、伤口填塞过多过紧导致。

护理措施：多模式镇痛。

A. 安慰患者，使其取舒适体位。
B. 镇痛泵的使用指导。
C. 遵医嘱使用止痛药，疼痛严重者可遵医嘱使用哌替啶或吗啡缓解疼痛。

注意事项：使用止痛药物后，观察患者有无不良反应，及时报告医生，对症处理。

麻醉后潜在并发症：血压下降、心率减慢、恶心呕吐、头痛。

护理措施：患者术后返回病房，予遥测心电监护及血氧饱和度监测、低流量吸氧、禁食禁饮、卧床休息等护理；若患者有头痛、腰痛、呕吐等症状，立即报告医生，予对症处理；若有应用术后止痛泵者，予夹闭观察。

注意事项：术后下床需要有家属在旁，以免药物影响或体位变动，引起血压下降或头晕，而导致跌倒摔伤。

（3）术后常见并发症（表7-10）。

表7-10 术后常见并发症

并发症	临床表现	护理措施	注意事项
出血	患者出现心慌、面色苍白、血压下降、脉搏细速等休克表现，伴肛门坠胀感和急迫排便感进行性加重，敷料渗血较多或肛门突然排出大量鲜红色血性液体	（1）常见原因是肛瘘的内口扎线脱落导致的出血。 （2）另外不排除手术创面有活动性的出血点。 （3）肛管直肠静脉丛丰富，术后因用力排便可导致创面出血	（1）出现大出血时，患者应卧床休息、予禁食、补充液体量，24h观察患者生命体征，出血情况稳定24h后再予流质饮食。 （2）出血处予压迫止血，遵医嘱使用止血药，必要时行急诊手术治疗。 （3）保持大便通畅，防止便秘而损伤创面
切口感染	伤口分泌物增加；出现局部肿胀、疼痛；体温、白细胞升高	（1）手术中瘘口切除不完全。 （2）术后仍有粪便、脓性分泌物未及时清理干净，出现了再次感染的情况	（1）保持肛门清洁，便后坐浴，按时予肛门换药上药。 （2）保持创面充分引流，术后予抗感染治疗。 （3）必要时局麻下进行清创、引流等，以促使伤口愈合
排尿困难	迫切想排尿，但无法排出；下腹部疼痛或不适；膀胱压之有尿意	（1）麻醉影响。 （2）患者害怕排尿引起肛门伤口疼痛。 （3）前列腺肥大或炎症。 （4）逼尿肌无力	（1）热敷、听流水声。 （2）尿潴留：留置尿管。 （3）药物治疗：非那雄胺、坦索罗辛

续上表

并发症	临床表现	护理措施	注意事项
肛门狭窄	排便困难、疼痛、出血及粪便形状改变	外伤所致的瘢痕组织使肛门不能完全扩张	（1）大便软化剂：甘油、液状石蜡。 （2）扩肛治疗：指法或机械扩肛。 （3）手术治疗

第四节 出院指导

一、伤口护理

注意肛门部位清洁卫生，便后坐浴，及时换药上药；遵医嘱用药，避免病情复发。

二、肛瘘术后上药流程

1. 上药作用

消炎，消肿，止痛。

2. 用物准备

痔康灵洗液、盐酸丁卡因胶浆、复方角菜酸酯乳膏、无菌纱块（图7-6）。

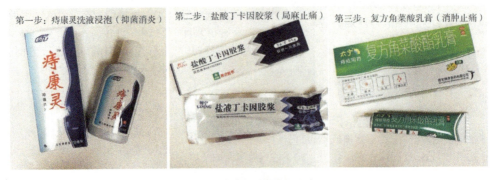

图7-6 肛门上药药物准备

3. 上药时机

一天早、晚共两次或者在排便后。

（1）第一步：患者用痔康灵洗液激光坐浴及红外线照射后，保持肛门处伤口清洁干净，取侧躺屈膝体位。

（2）第二步：取盐酸丁卡因胶浆适量，涂于肛门伤口周围皮肤处，起局麻止痛作用。

（3）第三步：取复方角菜酸酯乳膏适量，涂于肛门伤口。若伤口在肛门内部，可适当插入2 cm左右给药。

注意：伤口较大者可以取无菌纱块垫于伤口处，以吸收伤口渗血渗液，若伤口较小或干洁已结痂，可不用垫。

三、出院饮食指导

饮食指导：进食高蛋白、易消化食物，禁辛辣食物，保持大便通畅（表7-11）。

表7-11 出院饮食指导

食物	图片	饮食宜忌
新鲜蔬菜		✓
水果		✓

续上表

食物	图片	饮食宜忌
饮用水		✔
高蛋白食物		✔
高脂肪食物		✖
辛辣、刺激性食物		✖

续上表

食物	图片	饮食宜忌
生冷食物	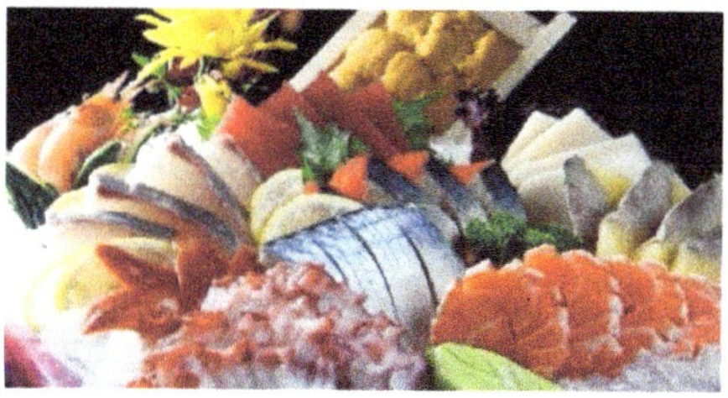	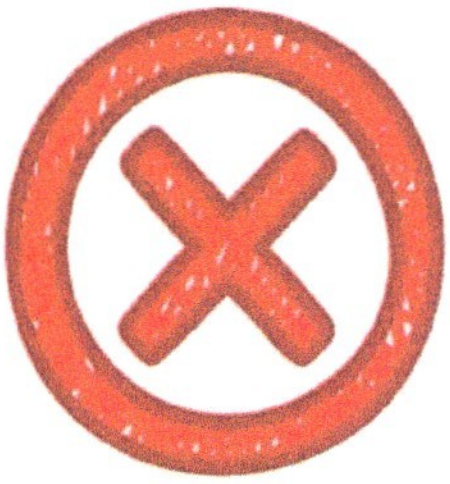 ✗
烟酒类	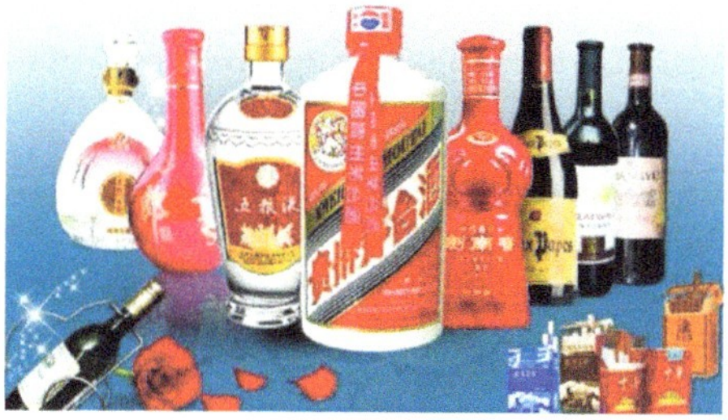	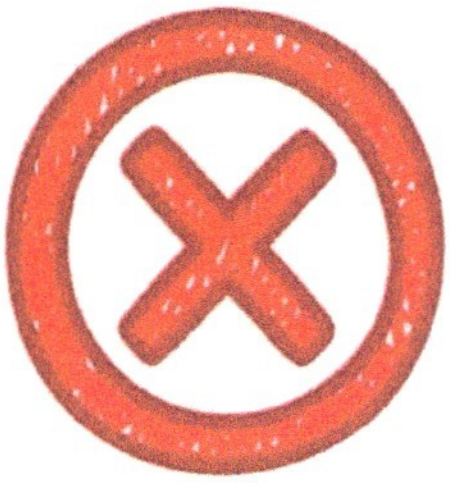 ✗

四、功能锻炼

指导患者进行提肛运动。

五、工作和社交指导

保持心情舒畅，生活规律，注意劳逸结合，尽快融入正常的生活、工作和社会活动中。但要避免久坐久站、剧烈活动、重体力劳动。

六、复诊计划

每周复查1次，直至伤口愈合。

本章引用网络图片来源

图7-2：https：//m.sohu.com/a/481932767_481107/? pvid=000115_3w_a&strategyid=00014.

图7-3：https：//m.sohu.com/a/127247422_623719? strategyid=00014.

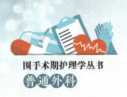

图7-4：https：//m.sohu.com/a/127247422_623719? strategyid=00014。

表7-7中图片：https：//m.sohu.com/sa/318700723_99903783? strategyid=00014，

https：//m.sohu.com/a/435447185_513523/? pvid=000115_3w_a&strategyid=00014，

https：//mr.mbd.baidu.com/r/G1pvaNhFfO? f=cp&u=c868490b789db16c。

表7-11中图片：https：//mo.mbd.baidu.com/r/FQcxjOeRUc? f=cp&u=8efe8d8de2b37028，

https：//m.sohu.com/a/464146257_100147284/? pvid=000115_3w_a&strategyid=00014，

https：//m.sohu.com/a/223107938_464407/? pvid=000115_3w_a&strategyid=00014，

https：//m.sohu.com/a/494366536_121042316/? pvid=000115_3w_a&strategyid=00014，

https：//m.sohu.com/a/504115549_120856576/? pvid=000115_3w_a&strategyid=00014，

https：//m.sohu.com/a/397643145_706154/? pvid=000115_3w_a&strategyid=00014，

https：//m.sohu.com/a/123655760_387967/? pvid=000115_3w_a&strategyid=00014，

https：//m.sohu.com/a/124913544_372824/? pvid=000115_3w_a&strategyid=00014。

第八章 肝癌围手术期护理

第一节 肝解剖生理概述

一、肝的解剖概要

肝是人体内最大的实质性脏器，大部分隐匿在右侧膈下和季肋深面，小部分横过腹中线达左上腹。肝的右下缘齐右肋缘，左下缘可在剑突下扪及，但一般在腹中线处不超过剑突与脐连线的中点。肝的膈面和前面分别有左三角韧带、右三角韧带、冠状韧带、镰状韧带和肝圆韧带，使其与膈肌及前腹壁固定；脏面有肝胃韧带和肝十二指肠韧带，后者包含有门静脉、肝动脉、淋巴管、淋巴结和神经，又称为肝蒂（图8-1）。门静脉、肝动脉和肝总管在肝脏面的横沟处各自分出左、右干进入肝实质内，称为第一肝门。在肝实质内，门静脉、肝动脉和肝内胆管的走向和分布大体一致，共同被包裹在Glisson鞘内。肝静脉是肝血液的流出管道，三条主要的肝静脉在肝后上方的静脉窝进入下腔静脉，被称为第二肝门；此外还有小部分肝血液经数支肝短静脉汇入肝后方的下腔静脉，被称为第三肝门。

根据肝内血管、胆管的分布规律，肝被分为左、右半肝。左、右半肝又分成左外叶、左内叶、右前叶、右后叶和尾状叶；左外叶和右后叶又分成上、下两段，尾状叶也分成左、右两段（图8-2）。临床上，以肝静脉及门静脉在肝内分布为基础的Couinaud分段法较为常用，它将肝分为8段（图8-3）。

国际肝胆胰协会（IHPBA）于2000年发布了肝解剖和手术名称的命名方法。该方法结合肝传统分区法和Couinaud分段法，将肝进行三级划分：第一级划分以半肝来表示，即肝分为左半肝和右半肝；第二级划分以"区"来表示，即右后区、右前区、左内区、左外区；第三级划分以"段"来表示，与Couinaud的8段法有所不同的是，其将 Couinaud 分段法中的 I 段划分为 1 段和 9 段。

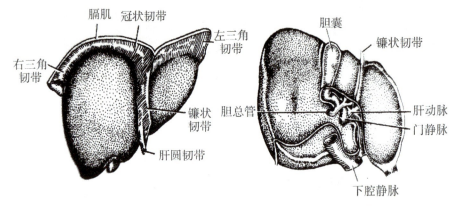

（A）膈面　　　　　　　　　　　（B）脏面

图 8-1　肝的外观

图片来源同图 4-2。

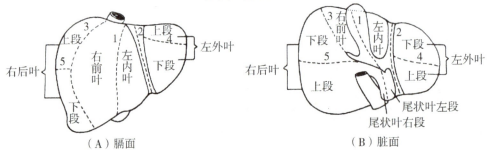

（A）膈面　　　　　　　　　　　（B）脏面

1：正中裂；2：左叶间裂；3：右叶间裂；4：左段间裂；5：右段间裂。

图 8-2　肝的分区

图片来源同图 4-2。

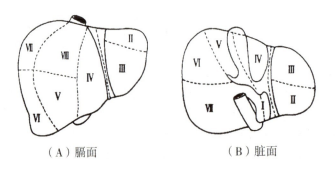

（A）膈面　　　　　　　　　　　（B）脏面

图 8-3　Couinaud 分段法

图片来源同图 4-2。

肝的基本结构为肝小叶，肝小叶中央是中央静脉，围绕该静脉为放射状排列的单层肝细胞索，肝细胞索之间为肝窦（窦状隙），肝窦的壁上附有库普弗（Kupffer）细胞，它有吞噬能力，属于单核-吞噬细胞系统。在几个肝小叶之间是由结缔组织组成的汇管区，其中有肝动脉、门静脉和胆管的小分支。肝窦实际上是肝的毛细血管网，它一端与肝动脉和门静脉的小分支相通，另一端与中央静脉连接。肝窦一面的细胞膜上具有很多微绒毛，伸向肝细胞膜与肝窦壁之间存在的狄氏（Disse）间隙内，主要起到与肝内血液之间进行物质交换的作用。胆小管位于肝细胞之间，是由相邻的肝细胞胞膜向各自胞质内凹陷而形成的微细小管，其壁由肝细胞膜构成。

肝血液供应的25%~30%来自肝动脉，70%~75%来自门静脉。但由于肝动脉压力大，其血流含氧量高，所以它供给肝所需氧量的40%~60%。门静脉汇集来自肠道的血液，供给肝营养。肝的总血流量约占心排血量的1/4，可达到1500 mL/min。

二、肝的生理概要

肝负担着重要而复杂的生理功能，以下功能已明确。

（一）分泌胆汁

肝每日分泌胆汁800~1000 mL，经胆管流入十二指肠，帮助脂肪消化及脂溶性维生素A、维生素D、维生素E、维生素K的吸收。

（二）代谢功能

食物消化后由肠道吸收的营养物质经门静脉系统进入肝。肝能将碳水化合物、蛋白质和脂肪转化为糖原储存于肝内。当血糖减少时，又将糖原分解为葡萄糖，释放入血液。

在蛋白质代谢过程中，肝主要起合成脱氨和转氨的作用。蛋白质经消化分解为氨基酸而被吸收，在肝内再重新合成人体所需的各种重要的蛋白质，如白蛋白、纤维蛋白原和凝血酶原等。肝损害严重时，就可出现低蛋白血症和凝血功能障碍。体内代谢产生的氨是对人体有毒的物质，肝能将大部分的氨合成尿素，经肾脏排出。肝细胞严重受损时，脱氨作用减退使血氨增高，是发生肝性脑病的主要原因。肝细胞内有多种转氨酶，能将一种氨基酸转化为另一种氨基酸，以增加人体对不同食物的适应性，肝细胞受损并伴有细胞膜破坏时，转氨酶被释放于血液中，血液中转氨酶浓度升高。

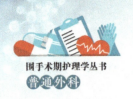

肝在脂肪代谢中起重要作用，并能维持体内各种脂质（包括磷脂和胆固醇）的恒定性，使之保持一定浓度和比例。

肝也参与多种维生素代谢。肝内胡萝卜素酶能将胡萝卜素转化为维生素 A，并加以储存。肝还储存维生素 B 族、维生素 C、维生素 D、维生素 E 和维生素 K。

在激素代谢方面，肝对雌激素、神经垂体分泌的抗利尿激素具有灭活作用；肾上腺皮质酮和醛固酮的中间代谢大部分在肝内进行。肝硬化时其灭活作用减退，体内雌激素增多，引起蜘蛛痣、肝掌及男性乳房发育等现象；抗利尿激素和醛固酮增多，促使体内水和钠的潴留，引起水肿和腹水形成。

（三）凝血功能

肝除合成纤维蛋白原、凝血酶原外，还产生凝血因子 V、Ⅶ、Ⅷ、Ⅸ、X、Ⅺ、Ⅻ。另外，储存在肝内的维生素 K 对凝血酶原和凝血因子 Ⅶ、Ⅸ、X 的合成是不可缺少的。

（四）解毒作用

代谢过程中产生的毒物或外来的毒物，在肝内主要通过单核 - 吞噬细胞系统进行吞噬或通过分解、氧化和结合等方式而转化为无毒物质。

（五）吞噬或免疫作用

肝通过单核 - 吞噬细胞系统的 Kupffer 细胞的吞噬作用，将细菌、抗原抗体复合物、色素和其他碎屑从血液中清除。

此外，肝内有铁、铜、维生素 B_{12}、叶酸等造血因子，能间接参与造血。肝储藏大量血液，当急性失血时，有一定调节血液循环的作用。

肝的储备功能和再生能力均很强大。动物实验证明，切除 70%～80% 的正常肝实质，肝仍可维持正常的生理功能，且能在约 6 周后再生至接近原来的肝重量。但对人体肝，这一修复过程一般认为需要约 1 年时间。因此，当正常肝有局限性病变时，可施行肝段、半肝乃至更大范围（如右三叶）的肝切除术。肝对缺氧非常敏感，在常温下阻断入肝的血流超过一定的时限，将可能引起肝细胞缺氧坏死。虽然正常肝可耐受常温下持续肝门阻断的时间约 60 min，但肝硬化者其耐受时间明显缩短，此类患者实施肝切除手术时，常温下肝门阻断的时间不宜超过 15～20 min。

第二节 肝 癌

肝细胞癌（hepatocellular carcinoma，HCC）是肝癌的一种类型，是肝最常见的恶性肿瘤，约占90%，在我国，东南沿海地区发病率较其他地区高。

一、病因和病理

目前认为，肝细胞癌发病与肝硬化、病毒性肝炎、黄曲霉素及某些化学致癌物质和环境因素有关。

（一）肝癌大体病理形态

肝癌分为三型：结节型、巨块型和弥漫型。传统上以5 cm为界，将肝细胞癌分为小肝癌（直径≤5 cm）和大肝癌（直径＞5 cm）两类。

（二）中华医学会外科学分会肝脏外科学组的分类

将肝癌分为微小肝癌（直径≤2 cm）、小肝癌（2 cm＜直径≤5 cm）、大肝癌（5 cm＜直径≤10 cm）和巨大肝癌（直径＞10 cm）。

二、转移途径

肝细胞癌极易经门静脉系统在肝内播散，形成癌栓后阻塞门静脉主干，可引起门静脉高压的临床表现。血行肝外转移最多见于肺，其次为骨、脑等。肝癌经淋巴转移者相对少见，可转移至肝门淋巴结、胰周、腹膜后、主动脉旁及锁骨上淋巴结。在中晚期病例中，肿瘤可直接侵犯邻近脏器及横膈，或发生腹腔种植性转移。

三、临床表现

有典型症状的肝癌，诊断并不困难，但往往已非早期。所以，凡是中年以上，特别是有肝病史的患者，若有原因不明的肝区疼痛、消瘦、进行性肝肿大者，应及时做详细检查，采用甲胎蛋白（AFP）检测和B型超声等现代影像学检查，有助于早期发现肝癌，甚至可检出无症状、无体征的极早期小肝癌患者。

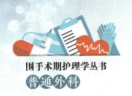

四、实验室检查

（一）血清 AFP 测定

本法对诊断肝细胞癌有相对的专一性。放射免疫法测定持续血清 AFP > 400 μg/L，并能排除妊娠、活动性肝病、生殖腺胚胎源性肿瘤等，即可考虑癌的诊断。AFP 低度升高者，应进行动态观察，并结合肝功能变化或其他临床检验指标改变及影像学检查加以综合分析判断。临床上约 30% 的肝癌患者的 AFP 为阴性。若同时检测 AFP 异质体，可使肝癌的诊断率提高。

（二）血液酶学及其他肿瘤标记物检查

肝癌患者血清中 γ-谷氨酰转肽酶及其同工酶、异常凝血原、α1-抗胰蛋白酶、α-L-岩藻糖苷酶、酸性同工铁蛋白、碱性磷酸酶、5′-核酸硫酸二脂同工酶 V 和乳酸脱氢酶同工酶等可高于正常。但由于缺乏特异性，多作为辅助诊断，用于与 AFP、AFP 异质体等的联合检测，结合 AFP 分析，有助于提高肝癌的确诊率。

五、影像学检查

肝癌影像学检查见表 8-1。

表 8-1　肝癌影像学检查

类型	临床意义
超声检查	采用分辨率高的 B 型超声显像仪检查，可显示肿瘤的大小、形态、所在部位及肝静脉或门静脉内有无癌栓等，其诊断符合率可达 90% 左右，有经验的超声科医生能发现直径小于 2 cm 的微小癌灶，是目前具有较好诊断价值的非侵入性检查方法，并可用作高发人群中的普查工具。 另外，用 B 型超声显像同时能提取超声多普勒血流频谱信号及彩色多普勒血流成像，可提高肝癌的确诊率，并有助于与转移性肝癌、肝血管瘤等相鉴别
CT 检查	CT 具有较高的分辨率，对肝癌的诊断符合率可达 90% 以上；应用动态增强扫描可提高分辨率，有助于与血管瘤相鉴别。应用 CT 动态扫描与动脉造影相结合的 CT 血管造影（CTA），可提高小肝癌的检出率。多层螺旋 CT、三维 CT 成像更能提高分辨率和定位的精确性
MRI 检查	诊断价值与 CT 相仿，对良、恶性肝内占位病变，特别是与血管瘤的鉴别优于 CT，且可进行肝静脉、门静脉、下腔静脉和胆道重建成像，可显示这些管腔内有无癌栓

续上表

类型	临床意义
选择性腹腔动脉或肝动脉造影检查	对血管丰富的癌肿，其分辨率低限约 1 cm，对直径 < 2 cm 的微小肝癌其阳性率可达 90%。由于其属于创伤性检查，只在当上述检查不易确诊，必要时才考虑使用
放射性核素肝扫描	应用 ^{198} 金、^{99m} 锝、^{131} 碘玫瑰红、铟等进行肝扫描，有助于诊断大肝癌；但不易发现直径 < 3 cm 的肿瘤。采用放射性核素发射计算机体层扫描（ECT）则可提高诊断符合率
X 线检查	腹部平片可见肝阴影扩大。肝右叶的癌肿常可见右侧膈升高或呈局限性凸起。位于肝左叶或巨大的肝癌，X 线钡管检查可见胃和横结肠被推压现象。肝穿刺行针吸细胞学检查有确定诊断意义，目前多采用在 B 型超声引导下行细针穿刺，有助于提高阳性率。适用于经过各种检查仍不能确诊，但又高度怀疑或已不适应手术而需定性诊断以指导下一步治疗者。必要时还可行腹腔镜检查或做剖腹探查

原发性肝癌主要应与肝硬化继发性肝癌、肝良性肿瘤、肝脓肿、肝包虫病，以及与肝毗邻器官（如右肾、结肠肝曲、胃、胰腺等处）的肿瘤相鉴别。

患者的年龄大多为 40～50 岁，男性比女性多见。肝癌早期缺乏典型临床表现，一旦出现症状和体征，疾病多已进入中、晚期。临床表现可能有肝区疼痛、肝大或右上腹肿块、乏力、消瘦、食欲减退、黄疸、腹胀等全身及消化道症状。

发生肺、骨、脑等脏器转移者，可产生相应症状。少数患者可有低血糖症、红细胞增多症、高血钙和高胆固醇血症等特殊表现。

六、治疗

早期诊断、早期治疗，根据不同病情进行综合治疗，是提高疗效的关键，而早期施行手术切除仍是目前首选且最有效的治疗方法。

（一）部分肝切除

部分肝切除是治疗肝癌首选和最有效的方法。肝切除可以通过开腹施行，也可有选择地采用经腹腔镜或在机器人辅助下施行。总体上，肝癌切除术后 5 年生存率为 30%～50%，影响手术治疗效果的主要因素是肿瘤数目、血管侵犯、肿瘤分化程度及 AFP 水平等。

（1）手术安全性评估。患者一般情况：①较好，无明显心、肺、肾等重要脏器器质性病变；② Child-Pugh 肝功能分级属 A 级或 B 级，经短期护肝治疗后肝功能恢复到 A 级（肝功能分级见表 8-2）；③有条件的医院，术前可以做吲哚菁绿血管造影（ICG）检测；④评估肝切除后残肝体积，手术后足够维持肝功能。

表 8-2　Child-Turcotte 分级

	A 级	B 级	C 级
血胆红素（me/dl）	<2	2～3	<3
血白蛋白（mg/dl）	>3.5	3.0～3.5	<3.0
腹水	无或很少	少，易控制	顽固
营养状态	正常	欠佳	恶病质
肝性脑病	无	轻、谵妄	重度、昏迷

（2）肿瘤可切除性评估：没有肝外多处转移。①单发的微小肝癌和小肝癌；②单发的向肝外生长的大肝癌或巨大肝癌，受肿瘤破坏的肝组织少于 30%，肿瘤包膜完整，周围界限清楚；③多发肿瘤，但肿瘤结节少于 3 个，且局限在肝的一段或一叶内。

（3）若技术条件允许，下述情况也可行肝切除：①3～5 个多发性肿瘤，局限于相邻 2～3 个肝段或半肝内，影像学显示无瘤肝组织明显代偿性增大，达全肝的 50% 以上；若肿瘤分散，可分别做局限性切除。②左半肝或右半肝的大肝癌或巨大肝癌，边界较清楚，第一、第二肝门未受侵犯，影像学显示无瘤侧肝代偿性增大明显，达全肝组织的 50% 以上。③位于肝中央区（肝中叶，或Ⅳ、Ⅴ、Ⅵ、Ⅷ段）的大肝癌或巨大肝癌，无瘤肝组织明显代偿性增大，达全肝的 50% 以上。④Ⅰ段大肝癌或巨大肝癌。⑤肝门部有淋巴结转移者，若原发肝肿瘤可切除，应做肿瘤切除，同时进行肝门部淋巴结清扫；淋巴结难以完全清扫者，术后可进行放射治疗。⑥周围脏器（结肠、胃膈肌或右肾上腺等）受侵犯，若原发肝肿瘤切除，应连同受侵犯脏器一并切除；远处脏器单发转移性肿瘤（如单发肺转移），可同时切除原发癌和转移癌。

（4）肝癌合并胆管癌栓、门静脉癌栓和（或）腔静脉癌栓时，若癌栓形成时间不长、患者一般情况允许，可切除原发肿瘤，施行肝切除和癌栓取出术。

（5）伴有中、重度脾功能亢进和食管静脉曲张的小肝癌患者，应同时做肝、脾切除和断流术。

（二）肝移植

同时切除肿瘤和硬化的肝可获得较好的长期治疗效果。鉴于供肝匮乏和治疗费用昂贵，原则上选择肝功能 C 级的小肝癌病例行肝移植。国际上大多按照米兰标准选择肝癌患者行肝移植（米兰标准：单个肿瘤，直径小于 5 cm；2 个或 3 个肿瘤，直径均小于 3 cm，无血管侵犯或外转移）。

（三）肿瘤消融

通常在超声引导下经皮穿刺行微波、射频、冷冻、无水酒精注射等肿瘤消融治疗，适应证是不宜手术的原发性肝细胞癌，或术后复发转移性肝癌。其优点是简便，创伤小，有些患者可获得较好的治疗效果。这些方法也可用于术中。

（四）经肝动脉和（或）门静脉区域化疗或经肝动脉化疗栓塞（TACE）

此方法用于治疗不可切除的肝癌或作为肝癌切除术后的辅助治疗。常用药物为 5-氟尿嘧啶、卡铂、表阿霉素等；常用栓塞剂为碘化油。有些不适应一期手术切除的大肝癌或巨大肝癌，经此方法治疗后肿瘤缩小，部分患者可获得手术切除机会。

（五）其他治疗方法

（1）体内或体外放射治疗、全身化疗、靶向治疗（如索拉菲尼）和中药（如槐耳颗粒）治疗等。

（2）复发性肝癌的治疗：随着早期诊断、早期治疗和手术技术改进，肝癌手术切除率已大大提高，手术死亡率降到 3% 以下，总体疗效显著提高。然而，肝癌即使获得根治性切除，5 年内仍有 60%～70% 的患者出现转移、复发，故患者手术后应坚持随诊，定期行超声检查及检测 AFP，早期发现转移、复发，及时积极治疗。治疗方法方包括 TACE、微波、射频、冷冻和无水酒精注射等；若一般情况良好、肝功能正常、病灶局限也可再次行手术切除。有资料表明，复发性肝癌再切除术后 5 年生存率可达 53.2%。

（3）肝癌破裂出血的治疗：若出血量不大，全身情况较好，可以急诊做 TAE 或 TACE 治疗；若技术条件具备，也可行急诊肝切除术。若肿瘤巨大或范围广，出血多，术中无法控制，可以只做纱布填塞止血，尽快结束手术，待患者情况稳定后再做进一步治疗。

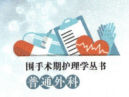

第三节 肝癌围手术期护理要点

一、心理护理

心理护理参见第一章第三节"一、"相应内容。

二、术前护理

(一) 腹部体格检查

1. 触诊

确定肝缘与肋缘的距离，了解肝脏表面质地、光滑度、有无结节及压痛。

2. 叩诊

确定肝上下径（正常值为 9～11 cm）。

3. 问诊

肝癌问诊要点见表 8-3。

表 8-3 肝癌问诊要点

项目	问诊要点	依据
健康史	（1）一般资料：姓名、年龄、性别、职业、居住地等。 （2）主诉症状：评估患者主要就诊原因及存在的症状及体征。 （3）现病史：评估患者患病时间与起病情况、主要症状及伴随症状的发生与发展、诊治过程等。	（1）肝癌可发生于任何年龄，青少年少见，40～49 岁年龄组最常见；男女发病率之比为 5∶1。 （2）可能与肝炎病毒携带状态的差异、环境毒素的暴露和/或雌激素通过抑制白介素-6 而发挥潜在保护作用有关。 （3）好发于 IT、广告创意等需要长期熬夜、应酬、饮酒的行业；在我国，沿海地区高发于内地，东南和东北地区高发于西北和西南地区，如广东顺德、江苏启东、广西扶绥是高发区。

续上表

项目	问诊要点	依据
健康史	（4）既往史及用药史：了解患者（服）用药史、过敏史、手术史；基础疾病，如有无高血压、糖尿病、肝炎史；饮食史，有无长期进食含黄曲霉素的食物，如发霉的干果、果仁和粮食及以发霉食品为原材料制作的其他食品，有无长期进食含亚硝胺类致癌物的腌制品、啤酒等。 （5）家族史：了解家族中有无肝癌和其他肿瘤患者。 （6）其他：心理—社会状况（详见第一章第二节"一、"相应内容）、成长发展史	（4）肝炎、肝硬化可引起肝细胞反复增生、损害与变性坏死，激活癌基因产生；黄曲霉素的代谢产物为黄曲霉毒素 B_1，为强致癌物，主要作用于肝脏，影响 RNA 的转录，抑制蛋白质形成；过量摄食含有亚硝酸盐食品会造成亚硝胺累积于体内，无法自主排出，造成致畸和致突变的作用。 （5）肝癌为多基因遗传性疾病，是遗传因素和环境因素综合作用的结果

（二）营养评估

术前营养支持：使用附表1进行营养风险筛查，根据评分给予相应护理措施。使用附表1进行初步筛查后，存在以下情况之一的患者存在重度营养风险，应立即由营养师进行营养干预：①前6个月内体重减轻超过 10%～15%；② $BMI < 18.5 \ kg/m^2$；③评分≥3分，或SGAC级，或在无肝肾功能障碍的情况下，白蛋白< 30 g/L。

（三）护理诊断

营养失调：低于机体需要量。

（四）护理措施

护理措施参见第一章第三节"二、（三）"相应内容。

（五）术前准备

1. 术前宣教

交代患者术后当天需要注意事项，如体位、饮食、疼痛、引流、活动、伤口敷料等（表8-4）。目的：缓解患者紧张情绪，提高术后护理配合度。

表 8-4 术后当天注意事项

指导内容	详细说明	目的
饮食	禁食禁饮	（1）防止麻醉引起误吸，导致吸入性肺炎或窒息。 （2）预防术后腹胀
体位	术后麻醉清醒后可半卧位	减轻伤口疼痛，利于呼吸及引流液引流
疼痛	术后镇痛泵	缓解术后伤口疼痛
引流	常规有尿管、肛管及盆腔引流管	—
活动	术后当天须卧床，可在床上翻身活动	防压疮、防血栓
观察要点	引流管颜色、量及管道是否受压	避免管道受压，影响引流液引流

2. 用物准备

术后相关物品准备见表 8-5。

表 8-5 术后相关物品准备

物品	图片	作用	数量
护理垫 （60 cm×90 cm）		保持床单位清洁，减少术后频繁换床单搬动患者引起其不适	1 包
输液报警器		及时发现输液异常问题，防止输液滴空	1 个
口香糖		促进胃肠蠕动，清新口气	1 瓶

续上表

物品	图片	作用	数量
柠檬		预防术后恶心呕吐，止吐	2～4个

3. **患者准备**

术前准备指导单见附表2，术前准备患者接受度评价表见附表3。

4. **肠道准备**

术前3天进少渣半流质饮食（如稀饭、水蒸蛋），术前1天进无渣流质饮食，晚上8点口服泻药。

三、术中护理

（一）手术名称及麻醉方式

手术名称：部分肝切除术（图8-4）。麻醉方式：气管插管全身麻醉。

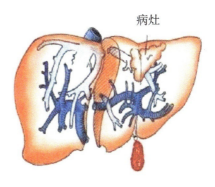

图8-4 部分肝切除术

（二）术中病房准备

麻醉床准备见图1-5，床旁用物准备见表8-6。

表 8-6 床旁用物准备

物品	图片	作用	数量
遥测心电监护仪		监测患者的生命体征及血氧饱和度的变化	1个
吸氧装置、氧卡、"四防"牌		促进呼吸功能恢复,有助于提高血液中氧饱和度	1套
过床板		方便术后患者过床	1个
管道固定胶带和管道标识		固定术后管道和标明管道名称、置入时间及置入长度、外露长度	各2个
别针		固定术后管道	2～3个
棉签		禁饮期间湿润口唇	1～2包

续上表

物品	图片	作用	数量
尿壶		倾倒及测量术后引流液量	1个
翻身枕		方便翻身，预防压疮	1个
血压计、体温计		监测生命体征	各1个
护理床边记录单		记录出入量及翻身时间	1份

四、术后护理

（一）护理评估

1. 疼痛

使用腹带可减轻患者因咳嗽、翻身等引起的伤口疼痛，妥善固定好管道避免因管道牵扯引起的疼痛；止痛药（掌握镇痛泵的使用）；协助患者翻身拍背。

2. 压疮风险评估

压疮风险评估单见附表6。

3. 跌倒/坠床风险评估

跌倒/坠床风险评估单见附表 5。

4. 血栓风险评估

深静脉血栓风险评估单见附表 7。

（二）体位

麻醉未清醒前取平卧位（图 1-8），术后 6 h 可改半坐卧位（图 1-9）。

（三）伤口护理

观察伤口有无渗血、渗液，红、肿、热、痛；保持伤口敷料干洁；下床之前绑好腹带。

（四）管道护理

1. 术后常见管道维护

术后常见管道维护见表 8-7。

表 8-7　术后常见管道维护

项目	图片	护理原则
中心静脉导管（CVC）		（1）了解导管的位置、置入深度及外露长度，判断导管是否移位。 （2）检查穿刺点有无红肿、渗液等，判断是否出现静脉炎、感染、血栓等并发症。 （3）CVC 导管维护，更换敷料。 （4）管道摆放时稍有弧度及二次固定，预防脱管
腹腔引流管		（1）了解导管的位置、置入深度及外露长度，判断导管是否移位。 （2）检查穿刺点有无红肿、渗液等，判断是否出现静脉炎、感染、血栓等并发症。 （3）CVC 导管维护，更换敷料。 （4）管道摆放时稍有弧度及二次固定，预防脱管

续上表

项目	图片	护理原则
肛管		（1）保持引流管通畅，避免打折、扭曲、脱管。管道摆放时稍有弧度沿体表向下二次固定。固定方法：高举平抬法。 （2）观察引流管中引流液颜色、性状、量、气味，查看有无异常。 （3）防止逆行感染，保持引流袋低于引流口的位置。 （4）按无菌原则定时更换引流袋

2. 术后管道观察要点

术后管道观察要点见表 8-8。

表 8-8　术后管道观察要点

管道名称	引流液颜色	引流液量	引流液性状	拔管指征
尿管	正常：黄色或淡黄色。 异常：茶色或浓茶色	少于 500 mL/24 h 考虑：①心功能不全；②血容量不足；③感染性休克导致肾功能不全	正常：澄清。 异常：絮状，考虑有尿路感染	视情况而定，尽早拔管
腹腔引流管	正常：暗红色、淡红色或黄色。 异常：鲜红色或含粪渣的墨绿色、乳糜色	异常：大于 100 mL/h，考虑有活动出血	正常：澄清、无异味。 异常：浑浊、有粪臭味	术后 5～7 天，引流液量减少，性状无异常，已排气排便，即可拔除引流管

（五）饮食指导

术后遵循阶梯饮食，尽早恢复经口进食（表 8-9）。

表 8-9　阶梯饮食分类

饮食分类	定义	适用范围	食物图片
清流质饮食	是指限制较严的流质膳食，不含导致胀气的食物，比一般全流质膳食更清淡	腹部、胃肠道大手术后，安素粉的配制	水 术能 OutFast 安素 全安素

续上表

饮食分类	定义	适用范围	食物图片
流质饮食	是一种呈流体或在口腔内能化成液体的食物，比半流质饮食更易于吞咽和消化，无刺激性；所含能量、蛋白及其他营养素均较少	急性消化道疾病；高热；胸部大手术后；口腔、耳鼻喉手术后；消化道急性炎症或溃疡；病情危重、全身衰竭患者	酸奶；粥水；无渣汤水；鸡蛋花汤

续上表

饮食分类	定义	适用范围	食物图片
半流质饮食	比较细软，成半流体，是介于软质与流质之间的一种饮食。比软饭更易咀嚼和便于消化。纤维质的含量极少，而含有足够的蛋白质和热能	中等发热；各种手术后；消化道疾病及消化不良；体弱、缺乏食欲，愿暂时食用稀软食物的患者	大米粥 小米粥 面条 粉

续上表

饮食分类	定义	适用范围	食物图片
软质饮食	在普通饮食的基础上，要求以软、烂为主，易于咀嚼、消化	消化功能差、咀嚼不便者；低热；消化道术后恢复期的患者	包子 馒头 馄饨、饺子 水蒸蛋 软饭 切碎煮烂的菜、肉

续上表

饮食分类	定义	适用范围	食物图片
普通饮食	其中总热量、蛋白质、矿物质和微量元素、维生素、水分等,均可充分均匀地供给,达到平衡饮食的要求	消化功能正常;无饮食限制;体温正常;病情较轻或处于恢复期	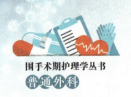 膳食宝塔

（六）病情观察要点

（1）术后早期的监护和处理：血流动力学监测、呼吸管理、镇痛、恶心呕吐的预防。

（2）术后液体管理和治疗：尽量减少补液，鼓励经口进食，合理使用利尿剂。

（3）术后肝功能的监测和护肝治疗见表8-10。

（4）术后并发症。

表8-10　肝功能的监测和护肝治疗

项目	术后护理措施	依据
术后早期的监护和处理	血流动力学监测	
	观察平均动脉压是否保持在100 mmHg以上［平均动脉压=（收缩压+2×舒张压）/3］，低血压者应报告医生，在维持液体平衡的前提下遵医嘱予小剂量苯肾上腺素或去甲肾上腺素维持血压	平均动脉＞100 mmHg有利于维持正常的血流灌注，保护脏器功能
	血红蛋白＜70 g/L者遵医嘱予静脉输注红细胞悬液1~2 U	通过输血增加血液中血红蛋白的含量，以改善组织的氧合状态
	呼吸管理	

续上表

项目	术后护理措施	依据
术后早期的监护和处理	指导患者深呼吸及有效咳嗽。咳嗽时须绑腹带，协助患者拍背排痰及遵医嘱予化痰药物雾化吸入，避免剧烈咳嗽或打喷嚏	有效咳痰可保持呼吸道通畅，降低肺炎发生率；避免剧烈咳嗽和打喷嚏以防术后肝横断面出血
	镇痛	
	预防性镇痛：遵医嘱予预防性使用镇痛药	预防性使用镇痛药可减少创伤应激，防止中枢敏化，降低疼痛阈值，减少术后镇痛药用量和延长镇痛时间
	多模式镇痛：阿片类药物分别与选择性COX-2抑制剂、非选择性非甾体抗炎药（non-steroid anti-inflammatory drug，NSAID）和（或）对乙酰氨基酚等合用；采用自控镇痛的患者，应用自控镇痛药物结束后，继续口服或静脉使用NSAIDs以减轻术后残余疼痛	多模式镇痛是指联合应用不同镇痛方法及不同作用机制的镇痛药，采用不同给药途径，作用于疼痛发生的不同部位、时相和靶点，从而达到镇痛作用相加或协同的目的，减少药物不良反应。非甾体抗炎药（NSAIDs）是该模式的主要组成部分，通过NSAIDs与阿片类药物的联用可减少大手术后50%~70%的吗啡用量，因而能有效降低因阿片类药物引起的恶心、呕吐、胃肠蠕动抑制及便秘等的发生率，增加术后舒适感，加快康复
	个体化镇痛：使用疼痛评估工具进行疼痛评估，并报告医生，根据具体情况给予个体化疼痛方案。评估时机为术后常规每班至少1次；患者主诉疼痛或加重时；第一次给药或相关措施后，至少间隔30 min再次评估，若疼痛未缓解或评分≥5分时，需要再次告知医生，并至少30 min评估1次	不同患者对疼痛及镇痛药物的反应存在个体差异，应根据具体情况选择合适的镇痛方式，使患者应用最小的药物剂量即可达到最佳镇痛效果
	恶心、呕吐的预防	
	患者术后返病房即予柠檬气味吸入（新鲜柠檬切片后置于患者枕边，持续吸入柠檬气味）	手术引起的胃肠道刺激、硬膜外麻醉后迷走神经张力增加、术后阿片类药物的使用均可引起恶心、呕吐。柠檬为芸香科木本植物黎檬或洋柠檬的果实。中医认为柠檬气味经鼻吸入后作用于交感、副交感神经系统，可促进神经、体液调节，有止呕的功效，另外还可促进胃蛋白酶分泌，增强胃肠蠕动，帮助消化，增进食欲

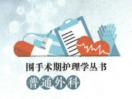

续上表

项目	术后护理措施	依据
术后早期的监护和处理	遵医嘱予5-HT3受体拮抗剂＋地塞米松方案预防恶心呕吐，严重者予5-HT3受体拮抗剂＋氟哌利多＋地塞米松三联方案治疗	5-HT3受体拮抗剂：阿片类药物可激发内脏黏膜的类嗜铬细胞释放5-HT，从而诱发伴恶心的呕吐反射，5-HT3受体拮抗剂通过选择性地阻断外周神经元的突触前5-HT3受体，从而抑制呕吐反射及迷走神经的刺激作用
术后液体管理和治疗	术后液体管理：尽量减少静脉补液，鼓励经口进食。若进食量少可适当增加静脉补液	术后早期进食有利于降低炎性因子水平及促进免疫功能恢复，应给予饮食指导，尽量减少静脉补液
	合理使用利尿剂：合并肝硬化腹水者推荐尽量采用口服利尿剂，常用的有螺内酯、呋塞米	螺内酯：纠正肝硬化腹水伴发的继发性醛固酮分泌增多，与噻嗪类利尿药联合使用可增强利尿效果及预防低钾血症。呋塞米：强效利尿剂，能增加水、钠、氯、钾、钙、镁、磷等的排泄
术后肝功能的监测和护肝治疗	术后肝功能的监测	肝功能不全或肝衰竭的诊断：总胆红素＞50 μmol/L、PT活动度＜50%；顽固性腹水、皮下淤血；肝性脑病。术后定期检测肝功能、凝血功能，注意腹腔积液的情况、Child-Pugh评分和MELD评分，评分逐渐升高应高度警惕术后肝功能不全
	术后护肝药物的合理使用	常用的有抗炎类、磷脂类、解毒类、利胆类药物
	术后能量、代谢支持和营养治疗	术后早期少量肠内营养，如短肽型营养制剂；肠功能恢复后给予整蛋白质制剂
术后并发症	出血	（1）原因：多由凝血机制障碍、腹内压力增高及手术缝合不佳引起。 表现：失血性休克，如头晕、冷汗、面色苍白、血压下降及引流液呈鲜红色血性液体并增多等。 （2）护理： A. 病情观察：术后48 h内专人护理，动态观察患者体征变化；严密观察引流液的量、性状和颜色。手术当日从肝周引出鲜红色血性液体100～300 mL均属正常范围，若血性液体增多应警惕出血。

续上表

项目	术后护理措施	依据
术后并发症	出血	B．预防：术后患者血压平稳后可取半卧位；术后避免剧烈咳嗽和打喷嚏等，嘱患者下床、咳嗽时绑好腹带，以防止术后肝断面出血；保持引流管通畅。 C．处理：若明确为凝血机制障碍性出血，可遵医嘱予凝血酶原复合物、纤维蛋白原、输新鲜血，纠正低蛋白血症；若短期内或持续引出较大量的血性液体，或经输血、输液后血压、脉搏仍不稳定，应做好再次手术止血的准备
	膈下积液及脓肿	是肝切除术后一种严重并发症，多发生在术后1周左右。 （1）原因：术后引流不畅或引流管拔除过早，使残肝旁积液、积血，或肝断面坏死组织及渗漏胆汁积聚造成膈下积液，若继发感染则形成膈下脓肿。 （2）表现：术后体温正常后再度升高，或术后体温持续不降；同时伴有上腹部或右季肋部胀痛、呃逆、脉速、白细胞计数增多、中性粒细胞比值达90%以上等。 （3）护理： A．保持引流通畅，妥善固定引流管，避免受压、扭曲和折叠，观察引流液颜色、性状及量。若引流液量逐日减少，一般在手术后3～5日拔除引流管。 B．严密监测体温变化，高热者给予物理降温，必要时予药物降温，鼓励多饮水。 C．若已形成膈下脓肿，协助医师行超声定位引导下穿刺抽脓或置管引流，后者应加强冲洗和吸引护理；患者取半坐位，以利于呼吸和引流。 D．加强营养支持和使用抗生素的护理

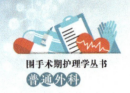

续上表

项目	术后护理措施	依据
术后并发症	胆汁漏	（1）原因：因肝断面小胆管渗漏或胆管结扎线脱落、胆管损伤所致。 （2）表现：腹痛、发热和腹膜刺激征，切口有胆汁渗出或（和）腹腔引流液有胆汁。 （3）护理：如怀疑胆汁漏，应通知医生，保持引流通畅，并注意观察引流液的量与性质变化；如有发生局部积液，应尽早行超声定位穿刺置管引流；如发生胆汁性腹膜炎，应尽早手术
	肝性脑病	（1）原因：患者因肝解毒功能降低及手术创伤，易致肝性脑病。 （2）表现：出现性格与行为变化，如欣快感、表情淡漠或扑翼样震颤等前驱症状。 （3）护理： A．病情观察：注意观察有无肝性脑病的早期症状，一旦出现及时通知医师。 B．吸氧：做半肝以上切除者，需间歇吸氧3～4日，以提高氧的供给，保护肝功能。 C．避免肝性脑病的诱因，如上消化道出血、高蛋白饮食、感染、便秘、应用麻醉剂或镇静催眠药等。 D．禁用肥皂水灌肠，可用生理盐水或弱酸性溶液（如食醋1～2 mL加入生理盐水100 mL），使肠道pH保持酸性。 E．口服新霉素或卡那霉素，以抑制肠道细菌繁殖，有效减少氨的产生。 F．使用降血氨药物，如谷氨酸钾或谷氨酸钠静脉滴注。 G．给予富含支链氨基酸的制剂或溶液，以纠正支链氨基酸/芳香氨基酸的比例失调。 H．限制蛋白质摄入，以减少血氨的来源。 I．便秘者口服乳果糖，促使肠道内氨的排出

（七）常见并发症

1. 术后肝出血
表现为腹腔内出血。

2. 膈下积液及脓肿
术后创面大，创腔渗液多，易聚集在卧位时人体较低的位置，液体被腹内脏器、系膜或网膜等粘连包围，与游离腹腔隔离，形成脓肿。

3. 胆汁漏
肝脏分泌胆汁，肝脏创面可以造成胆汁渗漏。

4. 肝性脑病
肝性脑病是肝癌术后最严重的并发症。

肝癌术后常见并发症见表8-11。

表8-11　肝癌术后常见并发症

并发症	症状	检验结果	治疗
出血	肝区疼痛突然加剧，且出现腹膜刺激征和休克时，则提示为大出血	凝血功能异常及血红蛋白明显降低	立即液体复苏，建立静脉通道，保暖，积极配血，使用止血药
膈下积液及脓肿	体温升高，疼痛	白细胞及C反应蛋白升高	手术或消炎治疗
胆汁漏	黄疸，腹水，嗜睡，休克，低钠血症，酸中毒	黄疸常规示胆红素升高	（1）胆囊切除术，放置引流管引流。 （2）内镜手术
肝性脑病	精神错乱，自我照顾能力降低，性格改变和行为失常	肝功能和各项生化指标异常	急性期：禁止或限制蛋白质摄入，脱氨、酸化肠道环境以减少氨的吸收，抗感染，必要时予甘露醇脱水等治疗

（八）康复锻炼

1. 穿脱弹力袜
目的：预防血栓形成，压力带（弹力袜）应在术前1天或者手术当天开始穿着直至患者能下床行走，弹力袜应每天穿戴8～12 h，每晚睡前脱下。建议弹力袜连续穿戴，但每天至少脱下2次，每次脱下20 min以便检查皮肤。

2. 卧床活动
目的：预防肺部感染、血栓、压疮，有利于肠蠕动恢复。

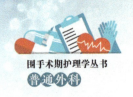

3. 下床活动

术后病情允许的情况下及早下床活动并使用腹带。目的：可增加呼吸深度，促进血液循环，恢复胃肠功能，增进食欲，防止并发症，促进伤口愈合。

4. 胃肠功能恢复

嚼口香糖（术后第 1 天）3 次/天，1 次（2 粒）/10 分钟；吴茱萸热敷；超声电导仪理疗。

第四节 出院指导

一、伤口护理

保持伤口清洁干燥，拆线 3～7 天后可淋浴。

二、饮食指导

进食高热量、优质蛋白质、富含维生素及粗纤维食物，以清淡、易消化食物为宜。有水肿、腹水者应控制水、钠的摄入。

三、生活指导

（1）防止肝炎发生，口服护肝药。
（2）充足的睡眠。
（3）关注是否有口腔黏膜的改变。
（4）戒烟戒酒。

四、复诊计划

术后第一年每 1～2 个月复查 AFP、胸部 X 线、超声检查 1 次。若有水肿、体重减轻、出血倾向、黄疸、乏力等表现，应及时就医。复诊计划见表 8-12。

表 8-12 肝癌术后复诊计划

时间	体格检查	监测 AFP	胸部 X 线	超声
术后 3 个月	√	√	√	√
术后 6 个月	√	√		
术后 9 个月	√	√	√	√
术后 12 个月	√	√		
术后 15 个月	√	√	√	√
术后 18 个月	√	√		
术后 21 个月	√	√	√	√
术后 24 个月	√	√		
术后 30 个月	√	√	√	√
术后 36 个月	√	√		
术后 42 个月	√	√	√	√
术后 48 个月	√	√		
术后 54 个月	√	√	√	√
术后 60 个月	√	√		
以后每年 1 次	√	√	√	√

注：术后第 1 年每 3 个月复查 AFP、胸部 X 线、超声 1 次；推荐手术 1 年后 3～6 个月复查胸部 X 线、超声各 1 次；若有异常，1 年内再复查 1 次；若未见异常，3 年内再复查 1 次；之后每 5 年复查 1 次。

第九章 胆管结石围手术期护理

第一节 胆管解剖生理概述

一、胆管解剖概要

胆管是将胆囊内胆汁引流至胆总管的管道。在成年人中胆管长度为2～4 cm，胆囊管管腔直径为2～3 mm。胆管起自胆囊颈，行向内后方，呈弯曲状，并与肝总管汇合形成胆总管（图9-1）。

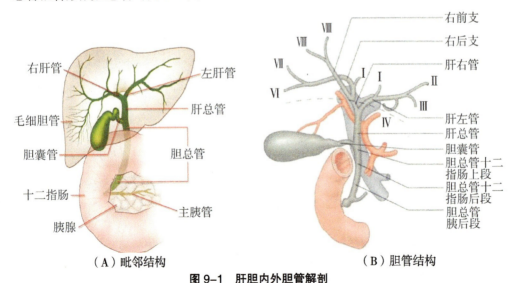

图9-1 肝胆内外胆管解剖

左、右肝管（hepatic duct）由肝穿出，在肝门右端附近汇合成肝总管，肝总管下行 3 cm 后，以锐角与右侧的胆囊管结合，形成胆总管。肝总管于小网膜游离缘内，门静脉前方，肝动脉右侧走行。成年人超声测量肝总管管腔内径，其正常内径小于 5 mm。

胆总管（common bile duct）由胆囊管和肝总管在肝门附近汇合而成。成年人胆总管长度在 6～8 cm，超声测量其管径最大不超过 7 mm；管径随着年龄增长而略微增加，60 岁以下的人群平均管径 3.6 mm，80 岁以上的人群平均管径可达 4 mm。

二、胆管生理概要

胆管输送胆汁至胆囊及十二指肠，毛细胆管在调节胆汁流量和成分方面有重要作用。胆总管和胰管形成的肝胰壶腹腔内充满绒毛样、瓣膜样的皱襞，其结缔组织中心内含肌细胞。肌细胞的收缩引起这些褶皱的回缩和聚合，从而防止十二指肠内容物反流，同时也是控制胆汁分泌的关键部位。

第二节 胆管结石

胆管结石为发生在肝内外的结石。左、右肝管汇合部以下的肝总管和胆总管的结石为肝外胆管结石；汇合部以上的结石为肝内胆管结石。

一、病因

胆管结石主要包括肝内胆管结石、肝外胆管结石（表 9-1）。

表 9-1　胆管结石分类

分类		相关因素
肝外胆管结石	原发性	胆汁淤积，胆道感染，胆道异物，胆管解剖变异
	继发性	胆囊结石
肝内胆管结石		胆道感染，胆道寄生虫（如蛔虫、华支睾吸虫），胆汁淤积，胆道解剖变异，营养不良

二、临床表现

（一）肝外胆管结石

肝外胆管结石病情发展见图 9-2。

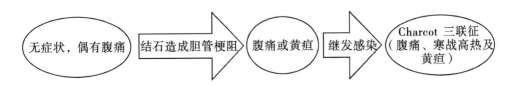

图 9-2　肝外胆管结石病情发展

1. 腹痛

腹痛发生在剑突下或右上腹，呈阵发性绞痛或持续性绞痛阵发性加剧，疼痛可向右肩背部放射，常伴恶心、呕吐。

2. 寒战、高热

胆管梗阻并继发感染后导致胆管炎，多发生于剧烈腹痛后，体温可高达 39～40 ℃，呈弛张热。

3. 黄疸

黄疸是因胆管梗阻后胆红素逆流入血所致。出现黄疸时，可有尿色变黄、大便颜色变浅和皮肤瘙痒等症状，胆管完全梗阻时大便呈陶土样。

（二）肝内胆管结石

患肝内胆管结石可多年无症状或仅有上腹部和胸背部胀痛不适。常见的临床表现为伴发急性胆管炎时引起的寒战、高热和腹痛。体格检查可有肝大、肝区压痛和叩击痛等体征。

三、实验室检查

实验室检查：血常规、肝功能、生化全套检查，以及胰腺、肿瘤相关标志物检查等。

四、影像学检查

首选检查方法：腹部超声检查（发现结石并明确其大小和部位）。

五、治疗

(一)肝外胆管结石

1. 非手术治疗(也可作为术前准备)

治疗措施:①应用抗生素;②解痉;③利胆;④纠正水、电解质及酸碱平衡紊乱;⑤加强营养支持和补充维生素,禁食患者应使用肠外营养;⑥护肝及纠正凝血功能异常。

2. 手术治疗

(1)胆总管切开取石、"T"管引流术:适用于单纯胆总管结石,胆管上、下端通畅,无狭窄或其他病变者。术中应尽量取尽结石,若条件不允许,可在胆总管内留置T管,术后行造影或胆道镜检查、取石。若伴有胆囊结石和胆囊炎,应同时行胆囊切除术。

(2)胆肠吻合术:亦称胆汁内引流术。适应证为:①胆总管远端炎症性狭窄造成的梗阻无法解除,胆总管扩张;②胆胰管汇合部异常,胰液直接流入胆管;③胆管因病变部分切除无法再吻合。常用的吻合方式为胆管空肠吻合,为防止胆道逆行感染,"Y"形吻合的引流襻应超过40 cm。

(二)肝内胆管结石

1. 非手术治疗

无症状的胆管结石可不治疗,仅定期观察、随访即可。

2. 手术治疗

临床症状反复出现者手术治疗原则为尽可能取净结石、解除胆道狭窄及梗阻、去除结石部位和感染病灶、恢复和建立通畅的胆汁引流、防止结石的复发。

(1)胆管切开取石(最基本的方法):应争取切开狭窄的部位,沿胆总管向上切开甚至可达2级胆管,直视下或通过术中胆道镜取出结石,直至取净。

(2)胆肠吻合术:不能作为对胆管狭窄、结石病灶的替代处理方法。手术多采用肝管-空肠Roux-en-Y吻合方式。适应证为:①胆管狭窄充分切开后整形、肝内胆管扩张并肝内胆管结石不能取净者;②奥迪(Oddi)括约肌功能丧失,伴肝内胆管结石扩张而无狭窄者;③为建立皮下空肠盲襻,术后反复治疗胆管结石及其他胆道病变者。

(3)肝切除术:适用于肝内胆管结石反复并发感染,引起局部肝的萎缩、纤维化和功能丧失者。切除病变部分的肝,包括结石和感染病灶、不能切开的狭窄胆管,既去除了结石的再发本源,又可防止病变肝段、肝叶的癌变,是治疗肝内胆管

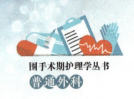

结石的积极的方法。

（4）残留结石的处理：肝胆管结石手术后结石残留较常见，治疗措施包括术后经引流管窦道胆道镜取石、激光、超声、等离子碎石等方法。

第三节　胆管结石围手术期护理要点

一、心理护理

心理护理参见第一章第三节"一、"相应内容。

二、术前护理

（一）体格检查

平日胆结石无发作时无阳性体征，或仅有剑突下和右上腹深压痛；少数可触及肝大或不对称肝。

（二）术前营养评估

术前营养评估参见第一章第三节"二、（二）"相应内容。

（三）术前准备

1. 术前宣教

呼吸功能锻炼：呼吸训练仪的使用。

2. 交代患者术后当天注意事项

交代患者术后当天注意事项，如体位、饮食、疼痛、引流、活动、伤口敷料等，见表9-2。

表9-2　术后当天注意事项

指导内容	详细说明	目的
饮食	（1）禁食（0～6h）。 （2）无脂流质（6h后）	（1）防止麻醉引起误吸，导致吸入性肺炎或窒息。 （2）促进胃肠蠕动，有利于胃肠功能恢复

续上表

指导内容	详细说明	目的
体位	（1）平卧（0～6h）。 （2）半卧/下床（6h后）	利于呼吸、引流及伤口愈合
疼痛	止痛泵/止痛药	鼓励患者早期下床活动
伤口敷料	有无渗血及胆汁渗漏	检查管道是否通畅
引流	T管、尿管	观察胆汁的颜色、性状及量，预防感染
活动	（1）床上活动（0～6h）。 （2）早期下床活动（麻醉患者完全清醒后）	恢复胃肠功能，增进食欲，防止并发症，促进伤口愈合

3. 用物准备

术后相关物品准备见表9-3。

表9-3 术后相关物品准备

物品	图片	作用	数量
护理垫 （60cm×90cm）		保持床单位清洁，减少术后频繁换床单搬动患者引起其不适	1包
输液报警器		及时发现输液异常问题，防止输液滴空	1个
口香糖		促进胃肠蠕动，清新口气	1瓶

续上表

物品	图片	作用	数量
柠檬		预防术后恶心呕吐，止呕	2～4个

4. 患者准备

根据术前准备指导单（附表2）相关内容对患者进行自身术前准备指导，并使用术前准备患者接受度评价单（附表3）对患者的术前准备掌握程度进行评价。

三、术中护理

（一）手术名称及麻醉方式

（1）手术名称：胆总管切开取石、T管引流术（图9-3）。麻醉方式：静脉全麻。

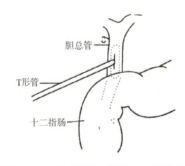

图9-3　胆总管切开取石、T管引流术

图片引自李乐之、路潜主编的《外科护理学》第5版，人民卫生出版社2012年出版。

（2）手术名称：胆肠吻合术（图9-4）。麻醉方式：静脉全麻。

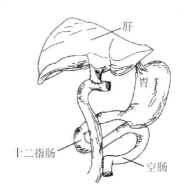

图 9-4　胆肠吻合术

图片来源同图 9-3。

（二）术中病房准备

麻醉床准备（图 1-5）及床旁用物准备（表 9-4）。

表 9-4　床旁用物准备

物品	图片	目的	数量
遥测心电监护仪		准确测量患者的生命体征及血氧饱和度的变化	1个
吸氧装置、氧卡、"四防"牌		促进呼吸功能恢复，有助于提高血液中氧饱和度	1套
过床板		方便术后患者过床	1个

续上表

物品	图片	目的	数量
管道固定胶带和管道标识		固定术后管道,标明管道名称、置入时间及置入长度、外露长度	各2个
别针		固定术后管道	2～3个
棉签		禁饮期间湿润口唇	1～2包
尿壶		倾倒及测量术后引流液量	1个
翻身枕		方便翻身,预防压疮	1个

续上表

物品	图片	目的	数量
血压计、体温计	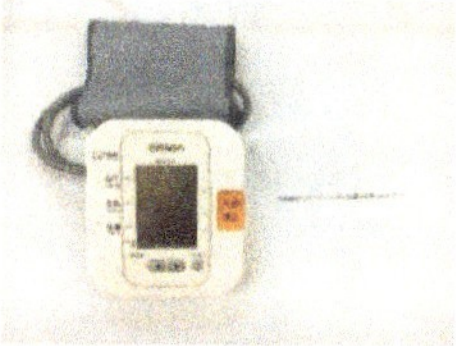	监测生命体征	各1个
护理床边记录单	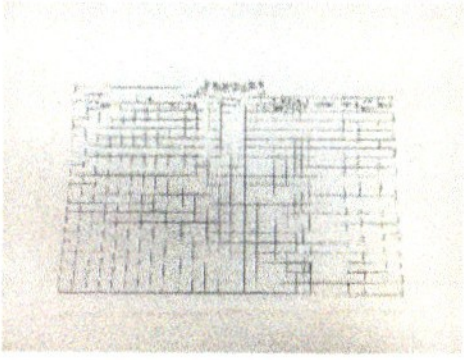	记录出入量及翻身时间	1份

四、术后护理

(一)护理评估

护理评估参见第一章第三节"四、(一)"相应内容。

(二)体位

麻醉未清醒前取平卧位(图1-8),术后6 h可改半坐卧位(图1-9)。目的:更好地吸收渗液。由于腹部手术后伤口会有渗液,因此应卧床休息,以利于渗液的吸收,减少感染的发生。

(三)伤口护理

观察术后伤口有无渗血、渗液,皮肤有无红、肿、热、痛;保持伤口敷料干洁。

(四)管道护理

1. 术后常见管道维护

术后常见管道维护见表9-5。

表 9-5　术后常见管道维护

项目	图片	护理原则
T 管		（1）妥善固定：将 T 管妥善固定于腹壁，防止翻身、活动时牵拉造成管道脱出。二次固定，高举平抬法。 （2）加强观察：观察并记录 T 管引流出胆汁的量、颜色和性状。若胆汁过多，提示胆总管下端梗阻的可能；若胆汁混浊，应考虑结石残留或胆管炎症未完全控制。 （3）预防感染：平卧时引流管的远端不可高于腋中线，坐位、站立或行走时不可高于引流管口平面，以防胆汁逆流引起感染。引流管周围皮肤覆盖无菌纱布，保持局部干燥，防止胆汁浸润皮肤引起炎症反应。 （4）按无菌原则定时更换引流袋或引流瓶
尿管		（1）保持引流管通畅，避免打折、扭曲、脱管。管道摆放时稍有弧度沿体表向下二次固定。固定方法：高举平抬法。 （2）观察引流管中引流液颜色、性状、量、气味，查看有无异常。 （3）防止逆行感染，保持引流袋低于引流口的位置。 （4）按无菌原则定时更换引流袋

2. 术后管道观察要点

术后管道观察要点见表 9-6。

表 9-6　术后管道观察要点

管道名称	属性	引流液颜色	引流液量	引流液性状	拔管指征
尿管	正常	黄色或淡黄色	24 h：1000～2000 mL	澄清	
	异常	茶色或浓茶色	少于 500 mL/24 h 考虑：①心功能不全；②血容量不足；③感染性休克导致肾功能不全	浑浊或絮状，考虑有尿路感染	视情况而定，尽早拔管

续上表

管道名称	属性	引流液颜色	引流液量	引流液性状	拔管指征
T管	正常	黄绿色、清亮、无沉渣	（1）24 h 内 300～500 mL。（2）恢复饮食后增至 600～700 mL，以后逐渐减少至 200 mL 左右	有一定黏性	（1）胆道通畅，无结石或其他病变：再次夹闭 T 管，24～48 h 后可拔管。（2）胆道造影发现有结石残留：保留 T 管 6 周以上，再做取石或其他处理
	异常	浑浊：应注意有无结石遗留或胆管炎症未控制	胆汁过多：提示胆总管下端梗阻的可能。无胆汁引出：应检查 T 管有无脱出或扭曲	浑浊	

（五）饮食指导

术后饮食指导见表 9-7。

1. 传统方法

早期禁食，全肠外营养。

2. 肠内营养

术后早期（术后 6 h）开始无脂流质饮食，促进肠功能的恢复，后逐渐过渡到低脂饮食以改善患者营养状况，减少术后并发症。

表 9-7 术后饮食指导

术后时间	饮食类别	食物种类	图片
早期（肛门未排气）	禁食	水：200 mL/d	

续上表

术后时间	饮食类别	食物种类	图片
术后24～48 h（肛门已排气）	无脂流质饮食	水、米汤、胡萝卜汁、果汁等	
术后1周	低脂半流质饮食	面条、水蒸蛋、胡萝卜、冬瓜等少粗纤维蔬菜	
术后2周	高蛋白、低脂饮食	补充高热量、高蛋白、低脂、维生素丰富的食品，如豆制品、蛋、鱼等	

（六）病情观察要点

观察要点：①生命体征；②腹部体征；③并发症（表9-8）。

表9-8 病情观察要点

观察要点	好发时间	原因	临床表现		护理措施
生命体征	术后24～48 h	腹腔、吻合口、胆管内出血	面色苍白、冷汗、血压下降、心率增快，引流液可超过100 mL/h		（1）严密观察血压及心率情况。（2）严密观察引流液情况，一旦出现出血征兆，及时报告医生并采取相应措施，防止低血容量性休克
腹部体征	术后24～48 h	术中胆管损伤、胆汁渗漏	寒战、高热、腹胀、腹痛、腹膜刺激征	观察、记录引流液的情况	（1）记录引流液的颜色、量、性质；取半卧位，保持引流通畅。（2）记录大便颜色，检测血清胆红素变化
				维持水、电解质的平衡	遵医嘱给予补液、遵医嘱给予降温
并发症	术后24～48 h	术后胆道损伤、术中结扎线脱落、肝断面渗血等	引流液异常、生命体征异常、疼痛	监护	（1）密切监测生命体征。（2）氧气吸入。（3）严格记录引流液颜色、性质、量。（4）固定好引流管道

（七）常见并发症

1. 出血

严密监测患者生命体征情况及腹部体征，一旦发现出血征兆及时报告医生处理，防止发生低血容量性休克。

2. 胆瘘

观察腹部体征及T管引流情况，及时报告医生并协助处理。

术后常见并发症见表9-9。

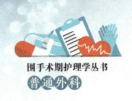

表 9-9 术后常见并发症

并发症	临床表现	原因	处理措施
出血	（1）腹腔内出血多发生于术后 24～48 h，可见腹腔引流管引流出的血性液体持续 3 h 以上，伴有心率增快、血压波动。 （2）胆管内或胆肠吻合口出血在术后早期可发生，表现为 T 管引流出血性胆汁或鲜血，粪便呈柏油样，可伴有心率增快、血压下降	（1）腹腔内出血可能与术中血管结扎线脱落、肝断面渗血及凝血功能障碍有关。 （2）胆肠吻合口出血多因结石、炎症引起血管壁糜烂、溃疡或术中操作不慎引起	（1）严密观察生命体征及腹部体征。 （2）一旦发现出血征兆，及时报告医师并采取措施防止发生低血容量性休克
胆瘘	（1）体征：发热、腹胀、腹痛、腹膜刺激征。 （2）引流液：腹腔引流液呈黄绿色胆汁样，胆汁渗漏	术中胆管损伤、胆总管下端梗阻、T 管脱出	（1）充分引流胆汁：取半卧位，安置腹腔引流管，保持引流通畅，将漏出的胆汁充分引流至体外（治疗胆瘘最重要的措施）。 （2）维持水、电解质平衡：长期大量胆瘘者应补液并维持水、电解质平衡。 （3）防止胆汁刺激皮肤：及时更换引流管周围被胆汁浸湿的敷料，予氧化锌软膏或皮肤保护膜涂局部皮肤

（八）康复锻炼

1. **卧床活动**

目的：预防肺部感染、血栓、压疮，促进肠功能恢复。

2. **下床活动**

目的：预防肺不张，改进呼吸循环功能，增进食欲。

3. **胃肠功能恢复（胆肠吻合术）**

嚼口香糖（术后第 1 天）：3 次/天，1 次（2 粒）/10 分钟；<u>吴茱萸热敷</u>；超声<u>电导仪理疗</u>。

第四节 出院指导

一、饮食指导

注意饮食卫生，定期驱除肠道蛔虫，低脂饮食。

二、带T管出院指导

穿宽松柔软的衣服，以防管道受压；淋浴时，可用塑料薄膜覆盖周围皮肤，以防感染；避免提举重物或过度活动，以免牵拉T管导致管道脱出；出现引流异常或管道脱出时，及时就诊。

三、工作与生活指导

注意观察大便颜色及饮食卫生，定时驱虫；固定好管道，防止管道脱落。

四、复诊计划

（1）定期复查，出现腹痛、黄疸、发热等症状时，及时就诊（表9-10）。

表9-10 术后复诊计划

时间	体格检查	血常规、肝功能	B超	上腹部CT	T管造影	胆道镜检查
术后3个月	√	√	√	√	√	√
术后6个月	√	√	√			

注：术后3个月门诊初次随访；术后6个月可通过电话及门诊方式随访。

（2）每隔半年通过电话及门诊方式随访。

本章引用网络图片来源

图9-1：（A）http://img.guahao.cn/portal_upload/doctor/img/article/2016-03-29/large_1459181775429.jpg；（B）https://p7.itc.cn/q_70/images03/20220323/ee53a411c3bb4445ba69e13ab1806307.png。

表9-3中图片：

http://mms2.baidu.com/it/u=1081261084,3811012630&fm=253&app=138&f=JPEG&fmt=auto&

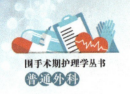

q=75?w=500&h=500.

　　http：//mms1.baidu.com/it/u=2627115070，1408845032&fm=253&app=138&f=JPEG&fmt=auto&q=75?w=500&h=500.

　　http：//mms0.baidu.com/it/u=2664754815，1979330824&fm=253&app=138&f=JPEG&fmt=auto&q=75?w=499&h=333.

　　http：//t14.baidu.com/it/u=16785766315212276478，18259134127964696994&fm=3008&app=3011&f=JPEG.

　　表9-5中图片：http：//mms0.baidu.com/it/u=3732226178，2545193746&fm=253&app=138&f=JPEG&fmt=auto&q=75?w=641&h=394.

　　表9-7中图片：

　　http：//mms2.baidu.com/it/u=3096902911，3054383976&fm=253&app=138&f=JPEG&fmt=auto&q=75?w=295&h=221.

　　http：//mms0.baidu.com/it/u=1045565298，2270165576&fm=253&app=138&f=JPEG&fmt=auto&q=75?w=525&h=500.

　　http：//mms1.baidu.com/it/u=1826551030，568951496&fm=253&app=138&f=JPEG&fmt=auto&q=75?w=285&h=270.

　　http：//mms1.baidu.com/it/u=2318994150，1907877103&fm=253&app=138&f=JPEG&fmt=auto&q=75?w=350&h=220.

　　http：//mms0.baidu.com/it/u=4086719423，1907786287&fm=253&app=138&f=JPEG&fmt=auto&q=75?w=600&h=400.

　　http：//mms0.baidu.com/it/u=646235095，1625543601&fm=253&app=138&f=JPEG&fmt=auto&q=75?w=600&h=400.

　　http：//mms2.baidu.com/it/u=3111274503，2387679046&fm=253&app=138&f=JPEG&fmt=auto&q=75?w=500&h=375.

第十章 胰腺癌围手术期护理

第一节 胰腺解剖生理概述

一、胰腺的解剖概要

胰腺是位于腹膜后的一个长条形器官，从右向左横跨第 1～2 腰椎前方。胰腺分为胰头、胰颈、胰体、胰尾四个部分，各部分无明显解剖界限。胰腺大部分位于腹膜后。胰头较为膨大，被"C"形十二指肠包绕，其上后部有胆总管穿过，下部经肠系膜上静脉后方向左突出至肠系膜上动脉右侧，称钩突。肠系膜上静脉前方为胰颈。胰颈和胰尾之间为胰体，占胰腺的大部分，其后紧贴腰椎椎体，上腹部受外力冲击时其易被挤压而致伤。胰尾是胰腺左端的部分，有腹膜包绕是其重要解剖标志，其末端毗邻脾门。（图10-1）

主胰管直径为 2～3 mm，横贯胰腺全长，沿途有小叶间导管汇入。约 85% 主胰管与胆总管汇合形成"共同通道"，其膨大部分称肝胰壶腹，又称为瓦特（Vater）壶腹，壶腹周围有 Oddi 括约肌包绕，末端通常开口于十二指肠乳头；部分人虽有共同开口，但两者之间有分隔；少数人两者分别开口于十二指肠。这种共同通道是胰腺疾病和胆道疾病互相关联的解剖学基础。部分人在胰头部主胰管上方有副胰管，其通常与主胰管相连，引流胰头前上部的胰液，开口于十二指肠副乳头。胰腺受交感神经和副交感神经的双重支配，支配胰腺的交感神经是疼痛的主要通路，副交感神经传出纤维对胰岛、腺泡和导管起调节作用。（图10-2）

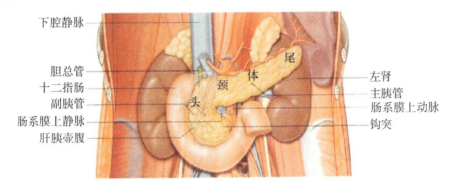

图 10-1　胰的毗邻

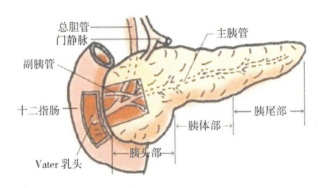

图 10-2　胰腺的解剖

二、胰腺的生理概要

胰腺具有外分泌和内分泌两种功能。胰腺的外分泌液为胰液，是一种透明等渗液体，每日分泌 750～1500 mL，pH 为 7.4～8.4。其主要成分为由腺泡细胞分泌的各种消化酶及由导管细胞分泌的水和碳酸氢盐。胰消化酶主要包括胰蛋白酶、糜蛋白酶、弹性蛋白酶、胰淀粉酶、胰脂肪酶、胰磷脂酶、胶原酶、羧基肽酶、核糖核酸酶、脱氧核糖核酸酶等。生理状态下，腺泡细胞合成的部分消化酶是以酶原形式储存在细胞内，如胰蛋白酶、糜蛋白酶、羧基肽酶、弹性蛋白酶等，当这些酶受到调控而释放到十二指肠肠腔内可被肠激酶激活，被激活的消化酶在蛋白消化中起到重要作用。胰液分泌受迷走神经和体液双重控制，以体液调节为主。

胰腺的内分泌来源于胰岛。胰岛是大小不等、形状不定的细胞团，散布于腺泡之间。胰体、尾的胰岛细胞密度高于胰头。胰岛有多种细胞，以胰岛 β（B）细胞为主，其能分泌胰岛素；其次是胰岛 α（A）细胞，其能分泌胰高血糖素，以及

胰岛 δ（D）细胞，其能分泌生长抑素；还有少数胰岛 PP 细胞，其能分泌胰多肽，胰岛 D1 细胞，其能分泌血管活性肠肽（VIP）等。

第二节 胰 腺 癌

胰腺癌（cancer of the pancreas）是一种发病隐匿、进展迅速、治疗效果及预后极差的消化道恶性肿瘤。40 岁以上人群好发，男性略多于女性。多发生于胰头部，占 70%～80%，其次为胰体尾部，全胰癌少见。

一、病理

胰腺癌包括胰头癌和胰体尾部癌。90% 的胰腺癌为导管腺癌，比较少见的类型有黏液性囊腺癌、腺泡细胞癌和腺鳞癌。

二、病因

导致胰腺癌的直接病因尚不清楚，但与以下因素有关：
（1）吸烟是目前唯一被公认的危险因素。
（2）高蛋白、高脂肪饮食摄入可促进胰腺癌的发生。
（3）糖尿病、慢性胰腺炎、遗传因素、长期的职业和环境暴露等可能是胰腺癌的致病因素。

三、临床表现

常见的临床表现是上腹部疼痛、饱胀不适、黄疸、食欲降低和消瘦等（表 10-1）。

表 10-1 胰腺癌临床表现

症状	临床表现
上腹部疼痛	（1）早期出现上腹不适，或隐痛、钝痛、胀痛。 （2）中晚期肿瘤侵及腹腔神经丛出现持续性剧烈腹痛，向腰背部放射，致不能平卧，常呈卷曲坐位

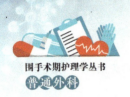

续上表

症状	临床表现
黄疸	（1）黄疸进行性加重，是由癌肿压迫或浸润胆总管所致。 （2）小便深黄，大便陶土色，皮肤瘙痒，久之有出血倾向
消化道症状	（1）食欲缺乏、腹胀、消化不良、腹泻或便秘。 （2）癌肿侵及十二指肠可出现上消化道梗阻或出血
消瘦、乏力	（1）患者因饮食减少、消化不良、睡眠不足等造成消瘦、乏力、体重下降。 （2）晚期可出现恶病质
其他	（1）部分患者可出现抑郁、焦虑、个性躁狂。 （2）少数人可发现锁骨上淋巴结转移和直肠指诊扪及盆腔转移。 （3）晚期可扪及上腹肿块、腹水征阳性

四、辅助检查

（一）实验室检查

1. 生化检查

胆道梗阻时血清总胆红素和直接胆红素、碱性磷酸酶均升高，转氨酶可轻度升高。部分患者血、尿淀粉酶升高或血糖升高，尿糖阳性。

2. 免疫学检查

免疫学检查包括癌胚抗原（CEA）、胰胚抗原（POA）、胰腺癌相关抗原（PCAA）及糖类抗原19-9（CA19-9）等。其中CA19-9是最常用的辅助诊断和随访项目。

（二）影像学检查

影像学检查是胰头癌的定位和定性诊断，以及确定有无淋巴结转移和远处转移的重要手段。

1. CT

胰腺动态薄层增强扫描及三维重建是首选的影像学检查，可为胰腺肿瘤的定性、定位诊断提供非常重要的影像学依据，尤其在术前对胰腺肿瘤可切除性评估具有重要意义。

2. MRI 或磁共振胆胰管造影（MRCP）

单纯MRI诊断并不优于CT。MRCP能显示胰、胆管梗阻的部位和扩张程度。

3. 内镜超声（EUS）

内镜超声（EUS）为 CT 及 MRI 的重要补充，可发现直径小于 1 cm 的肿瘤，必要时可行 EUS 引导下的穿刺活检，鉴别肿物的良、恶性。

4. B 超

B 型超声主要用于常规检查，对胰胆管扩张比较敏感，但对胰腺常显示不清。

5. 正电子发射型计算机断层成像（PET）

正电子发射型计算机断层成像（PET）主要用于鉴别诊断，评估有无转移，以及判断术后肿瘤有无复发。

五、治疗

（一）非手术治疗

吉西他滨是晚期胰腺癌治疗的一线化学治疗药物，也可使用 5-氟尿嘧啶和丝裂霉素。还可选择介入治疗、放射治疗、基因治疗及免疫治疗等。

（二）手术治疗

手术切除是胰腺癌最有效的治疗方法。尚无远处转移的胰头癌，均应采取手术切除。

1. 胰十二指肠切除术（Whipple 手术）

胰头癌可施行胰十二指肠切除术。手术切除范围包括胰头（含钩突）、胆囊和胆总管、远端胃、十二指肠及空肠上段，同时清除周围淋巴结，再将胰腺、胆总管、胃和空肠吻合，重建消化道。

2. 保留幽门的胰十二指肠切除术（PPPD）

保留幽门的胰十二指肠切除术即保留全胃、幽门和十二指肠球部，其他切除范围和经典胰十二指肠切除术相同。该术式适用于幽门上下淋巴结无转移、十二指肠切缘无癌细胞残留者。主要优点在于缩短手术时间，减少术中出血，使患者术后能够更快康复，但同时也使患者术后胃溃疡和胃排空障碍的发生有所增加。

3. 胰体尾切除术

胰体尾切除术适用于胰体尾部癌，因确诊时多属晚期，故切除率很低。

4. 姑息性手术

对于高龄、已有肝转移、肿瘤已不能切除或合并有明显心肺功能障碍不能耐受较大手术者，可行胆肠吻合术以解除胆道梗阻，行胃空肠吻合术解除或预防十二指肠梗阻，行化学性内脏神经切断术或腹腔神经结节切除术以减轻疼痛。

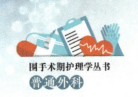

第三节 胰腺癌围手术期护理要点

一、心理护理

心理护理参见第一章第三节"一、"相应内容。

二、术前护理

（一）腹部体格检查

早期一般无明显体征，当疾病处于进展期时，可以出现黄疸、肝脏增大、胆囊肿大、上腹部肿块及腹水等阳性体征。

（二）术前营养评估

术前营养评估参见第一章第三节"二、（二）"相应内容。

（三）术前准备

1. 术前宣教

呼吸功能锻炼：深呼吸有效咳嗽法及呼吸训练仪的使用。

2. 交代患者术后当天注意事项

交代患者术后当天注意事项，如饮食、体位、引流、疼痛、活动、伤口敷料等（表10-2）。

表10-2 术后当天注意事项

指导内容	详细说明	目的
饮食	禁饮禁食至排气后	（1）防止麻醉引起误吸，导致吸入性肺炎或窒息。 （2）预防术后腹胀
体位	麻醉未醒时卧位，头偏向一侧，术后6h可半卧位	防止呕吐误吸，减轻伤口疼痛，利于呼吸及引流液引流
引流	常规有尿管、胃管、腹腔引流管、盆腔引流管、空肠营养管、胰管引流	伤口引流管引流手术部位的引流液，减少术后并发症；观察伤口出血情况；空肠营养管便于术后肠内营养输注

续上表

指导内容	详细说明	目的
伤口敷料	观察伤口是否渗血渗液,若有,需要查找原因。常见原因为:①管道阻塞;②负压过大或过小,导致渗液存留	保持敷料干洁,预防感染
疼痛	(1) <u>术后使用镇痛泵</u>、止痛药。 (2) 咳嗽时双手向内按压保护伤口。 (3) 妥善固定引流管。 (4) 分散注意力,必要时使用镇痛药	减少伤口张力,避免牵拉引流管,可减少伤口刺激,减少疼痛
活动	术后当天卧床休息,可在床上翻身活动,鼓励术后早期下床活动	预防压疮及血栓,促进胃肠道恢复

3. 用物准备

术后相关物品准备见表10-3。

表10-3 术后相关用物准备

物品	图片	作用	数量
呼吸训练器仪		肺功能锻炼,减少术后肺部感染概率	1个
护理垫 (60 cm×90 cm)		保持床单位清洁,减少术后频繁换床单搬动患者引起其不适	1包
腹带		降低切口张力,减轻疼痛	1条

续上表

物品	图片	作用	数量
输液报警器		及时发现输液异常问题，防止输液滴空	1个
口香糖		促进胃肠蠕动，清新口气	1瓶
柠檬		预防术后恶心呕吐，止吐	2～4个
弹力袜		预防术后血栓	1双

4. **患者准备**

根据术前准备指导单（附表2）相关内容对患者进行自身术前准备指导，并使用术前准备患者接受度评价单（附表3）对患者的术前准备掌握程度进行评价。

三、术中护理

（一）手术名称及麻醉方式

（1）手术名称：胰十二指肠切除术（Whipple 手术，图 10-3）。麻醉方式：气管插管全身麻醉或硬膜外麻醉。

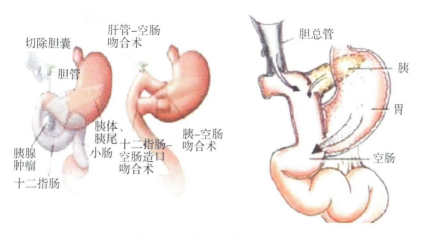

图 10-3　胰十二指肠切除术

（2）手术名称：保留幽门的胰十二指肠切除术（PPPD，图 10-4）。麻醉方式：气管插管全身麻醉。

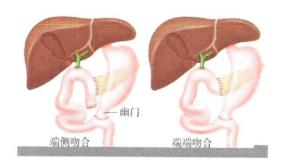

图 10-4　保留幽门的胰十二指肠切除术

（二）术中病房准备

麻醉床准备（图 1-5）及床旁物品准备（表 10-4）。

表 10-4　床旁物品准备

物品	图片	作用	数量
遥测心电监护仪		监测患者的生命体征及血氧饱和度的变化	1个
吸氧装置、氧卡、"四防"牌		促进呼吸功能恢复，有助于提高血液中氧饱和度	1套
过床板		方便术后患者过床	1个

续上表

物品	图片	作用	数量
管道固定胶带和管道标识		固定术后管道，标明管道名称、置入时间及置入长度、外露长度	各2个
别针		固定术后管道	2～3个
棉签		禁饮期间湿润口唇	1～2包

续上表

物品	图片	作用	数量
尿壶		倾倒及测量术后引流液量	1个
翻身枕		方便翻身，预防压疮	1个
血压计、体温计		监测生命体征	各1个

续上表

物品	图片	作用	数量
护理床边记录单		记录出入量及翻身时间	1份
0.9%氯化钠100 mL、输液器、延长管、直尺		术后测CVP，根据CVP值调节输液速度	各1份
血糖仪、血糖试纸、末梢采血针		术后检测血糖，及时调节营养袋糖分和胰岛素用量	1套

四、术后护理

（一）护理评估

护理评估参见第一章第三节"四、（一）"相应内容。

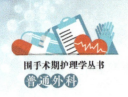

（二）体位

体位参见第一章第三节"四、（二）"相应内容。

（三）伤口护理

伤口护理参见第一章第三节"四、（三）"相应内容。

（四）管道护理

术后管道观察要点及拔管指征见表 10-5。

表 10-5　术后管道观察要点及拔管指征

管道名称	引流液颜色	引流液量	引流液性状	拔管指征
尿管	正常：黄色或淡黄色	正常：1500～2500 mL/24 h，少于 500 mL/24 h 考虑：①心功能不全；②血容量不足；③感染性休克导致肾功能不全	正常：澄清。异常：絮状，考虑有尿路感染	视情况而定，尽早拔管
盆腔引流管	正常：暗红色、淡红色或黄色。异常：鲜红色或含粪渣的墨绿色、乳糜色	正常：少于 500 mL/24 h 并逐日减少。异常：大于 100 mL/h 考虑有活动性出血	正常：澄清、无异味。异常：浑浊、有粪臭味	术后 5～7 天后待引流液量减少、性状无异常，已排气排便，即可拔除引流管
胃管	正常：24 h 内为血性液体或咖啡样液体。异常：鲜红色血性液体	异常：大于 100 mL/h 鲜红色液体考虑有活动性出血	正常：暗红色或咖啡色。异常：鲜红色	一般持续 10～15 天，肠道功能恢复，腹腔渗出液明显减少可停止胃肠减压，拔除胃管
腹腔引流管	正常：暗红色、淡红色或黄色。异常：鲜红色或含粪渣的墨绿色、乳糜色	正常：少于 500 mL/24 h 并逐日减少。异常：大于 100 mL/h 考虑有活动性出血	正常：澄清、无异味。异常：浑浊、有粪臭味	术后 5～7 天待引流液量减少、性状无异常，腹腔无积液，即可拔除引流管

续上表

管道名称	引流液颜色	引流液量	引流液性状	拔管指征
胰肠吻合口引流管	正常：淡红或清亮	正常：少于500 mL/24 h并逐日减少。异常：大于100 mL/h考虑有活动性出血	异常：乳白色	—
胆肠吻合口引流管	正常：暗红色、淡红色	正常：少于500 mL/24 h并逐日减少。异常：大于100 mL/h考虑有活动性出血	异常：胆汁样	术后2～3周时关闭引流管，若恢复顺利可予拔管

（五）饮食指导

（1）早期禁食，术后2周内全肠外营养，常用药物：卡文1920、卡文1440、卡全、布利特或由葡萄糖、氨基酸、脂肪乳、维生素、电解质等配置的袋装营养液。

（2）胃肠功能恢复后可进食流质饮食［如安素等肠内营养液（掌握安素粉冲配方法）］，逐步过渡为半流质饮食及软食。阶梯饮食的分类见表1-8。

（六）病情观察要点

（1）密切监测生命体征情况。

（2）维持体液平衡和补充营养。

术后病情观察要点见表10-6。

表10-6 术后病情观察要点

观察要点	护理措施		注意事项
麻醉患者充分苏醒前护理	给氧	鼻导管2～3 L/min	根据血氧饱和度结果调整氧气浓度
麻醉患者充分苏醒前护理	去枕平卧，头偏向一侧	防止误吸及舌后坠	及时清理口腔内分泌物
麻醉患者充分苏醒前护理	生命体征的监测	每30 min测1次血压、呼吸、脉搏，待充分苏醒、生命体征稳定后每小时测1次	预防休克
麻醉患者充分苏醒前护理	吸痰护理	对咳痰无力、呼吸道分泌物滞留者给予吸痰	若患者不能自行咳痰，尽早行纤维支气管镜下吸痰

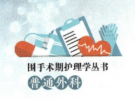

续上表

观察要点	护理措施		注意事项
引流管护理	保持引流管通畅	（1）观察并准确记录引流管中引流液颜色、性质和引流量 （2）妥善固定引流管	若引流液超过 200 mL/h，应及时向医生汇报，预防出血性休克
维持体液平衡和补充营养	控制补液速度	补液速度不宜过快，以 40～50 滴/分钟为宜；记录出入量，维持液体平衡	防止心脏前负荷过重
	补充营养	静脉输注营养液及蛋白	—

（七）常见并发症

术后常见并发症：①出血；②胰瘘；③胆瘘；④感染；⑤胃排空延迟（表 10-7）。

表 10-7　术后常见并发症

并发症	临床表现	原因	处理措施
出血	患者出现心慌、面色苍白、血压下降、脉搏细速等休克表现，或出现呕血、黑便等消化道出血的表现；腹腔引流管和胃肠减压管引出大量鲜红色血性液体	凝血功能障碍导致创面广泛渗血；术中止血不彻底导致腹腔出血；应激性溃疡出血	（1）密切监测生命体征。 （2）观察引流液的颜色、性状及量。 （3）检测凝血功能。 （4）遵医嘱给予止血、输血、抑酸等对症处理。 （5）出血量大者行急诊介入或手术止血
胰瘘	多发生于术后 5～10 天。常表现为上腹部突然剧烈疼痛，继之出现发热和黄疸加重、腹腔引流液增多、淀粉酶升高	（1）术前黄疸持续时间长、营养状况差、术中出血量大是术后胰瘘发生的危险因素。 （2）胰管损伤或破裂	（1）取半坐卧位保持腹腔引流通畅，充分引流，防止胰液积存或渗漏腐蚀皮肤。 （2）遵医嘱予生长抑素减少胰液分泌及营养支持，促进瘘口的愈合
胆瘘	多发生在术后 5～10 天。常表现为腹腔引流或腹壁伤口溢出胆汁样液体，发热、腹痛、胆汁性腹膜炎等	术中胆道损伤、胆囊残端破漏	（1）保持引流管引流通畅。 （2）维持水、电解质平衡。 （3）防止胆液刺激皮肤，及时更换周围敷料。 （4）急性腹膜炎加重时做好再次手术准备

续上表

并发症	临床表现	原因	处理措施
感染	腹痛腹胀、高热，白细胞升高	多由胰瘘、胆瘘或腹腔渗血合并感染所致	加强全身支持治疗，遵医嘱合理使用抗生素，形成腹腔脓肿者，可在超声引导下行脓肿穿刺置管引流术
胃排空延迟	患者手术10天后仍不能规律进食或需要胃肠减压；餐后上腹疼痛、饱胀、恶心、呕吐、食欲下降	手术创伤导致胃肠动力障碍	（1）禁食、持续胃肠减压，每日观察并记录胃液量。 （2）合理补液监测电解质水平，维持水、电解质平衡。 （3）使用胃动力药。 （4）遵医嘱合理使用抗生素，去除腹腔感染，必要时予以针对性引流促进胃动力恢复

（八）康复锻炼

1. 穿脱弹力袜

目的：预防血栓形成（表10-8）。弹力袜使用注意事项：应在术前一天或者手术当天开始穿直至患者能下床行走，弹力袜应每天穿戴8～12h，每晚睡前脱下。建议弹力袜连续穿戴，每4h脱一次，每次脱下20min以便检查皮肤。

表10-8 弹力袜预防下肢静脉血栓要点

穿戴时机	穿戴目的	注意事项
血栓风险评估表（附表7）得分为3～4分即可启用，于术前1天或者手术当天开始穿直至患者能下床行走	预防长期卧床患者的下肢深静脉血栓形成，可促进浅静脉回流，加速深静脉血液回流，改善下肢静脉淤血症状，从而达到预防静脉血栓的作用	（1）弹力袜应每天穿戴8～12h，建议弹力袜连续穿戴时每4h脱一次，每次脱下20min以便检查皮肤。最好是在清晨尚未起床时穿上，一直到夜间上床后再脱掉。 （2）长时间穿戴不合适的袜子会出现腿部肿胀、赤色疙瘩，并伴随瘙痒表现。 （3）各类皮肤病或神经性疾病急性发作期的患者慎用。 （4）心源性水肿者不能穿戴防静脉曲张袜。 （5）静脉曲张袜穿戴前应注重挑选腿可承受的压力，不可盲目寻求高压。 （6）动脉硬化患者、血栓患者禁用。 （7）高度动脉机能不全者不能穿戴防静脉曲张袜。 （8）深层血栓形成期者不能穿戴防静脉曲张袜

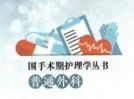

2. 卧床活动

目的：预防肺部感染、血栓、压疮，促进肠功能恢复。

3. 下床活动

术后在病情允许的情况下及早下床活动（表10-9）。

表10-9 下床活动要点

时间段	活动	频率	注意事项
麻醉清醒后	床上活动，如四肢主动活动、抬臀及间歇翻身等	根据患者自身忍耐程度	（1）妥善保护引流管。（2）观察病情变化，如出现头晕、气促、心动过速、心悸和出汗等症状，立即停止活动。（3）高龄（大于70岁）、冠心病、高血压患者不宜早期下床活动，以免因缺氧出现心肺并发症
术后第1天	鼓励及协助患者床上坐起，坐在床边双腿下垂或床旁站立移步	活动3～5 min，根据患者情况逐渐增加活动量	
术后第2天	扶持患者围绕病床在室内行走		

目的：可增加呼吸深度，促进血液循环，增进食欲，促进胃肠道功能恢复，缓解腹胀，帮助排气排便，防止并发症，促进伤口愈合。

4. 胃肠功能恢复

嚼口香糖（术后第1天）3次/天，1次（2粒）/10分钟；<u>吴茱萸热敷</u>；超声电导仪理疗。

第四节 出 院 指 导

一、伤口护理

（1）保持伤口清洁干燥。

（2）拆线3～7天后可淋浴。

（3）伤口愈合后，可使用除疤膏，预防瘢痕组织形成。

二、饮食指导

（1）胃肠功能恢复后根据患者病情由清流质饮食逐步过渡至正常饮食。根据患者进食后有无腹胀、腹痛及肛门排气、排便情况调节饮食,合理安排饮食。

(2)避免暴饮暴食、酗酒和高脂肪的饮食。

(3)少食多餐,选择易消化、少刺激、低脂肪的饮食,可给予高蛋白、多碳水化合物的食物,如鱼、肉、奶类、肝、蛋清、精细面粉食品、果汁、菜汤等。

三、复诊计划

定期复诊:复诊时间、复诊内容见表10-10。

表10-10 术后复诊方案

时间	体格检查	监测 CEA、CA19-9,肝功能、凝血功能、血常规	CT 或 MR	B 超
术后 1 个月	√	√	√	√
术后 3 个月	√	√		√
术后 6 个月	√	√	√	√
术后 9 个月	√	√		√
术后 12 个月	√	√	√	√
术后 18 个月	√	√	√	√
术后 24 个月	√	√	√	√
术后 24 个月以上每年 1 次	√	√	√	√

注:胰腺癌根治术后1年内每3个月复查1次,1年后3~6个月复查1次;错失手术时机患者每2~3个月复查1次;晚期胰腺癌患者6~12个月复查1次。

附 件

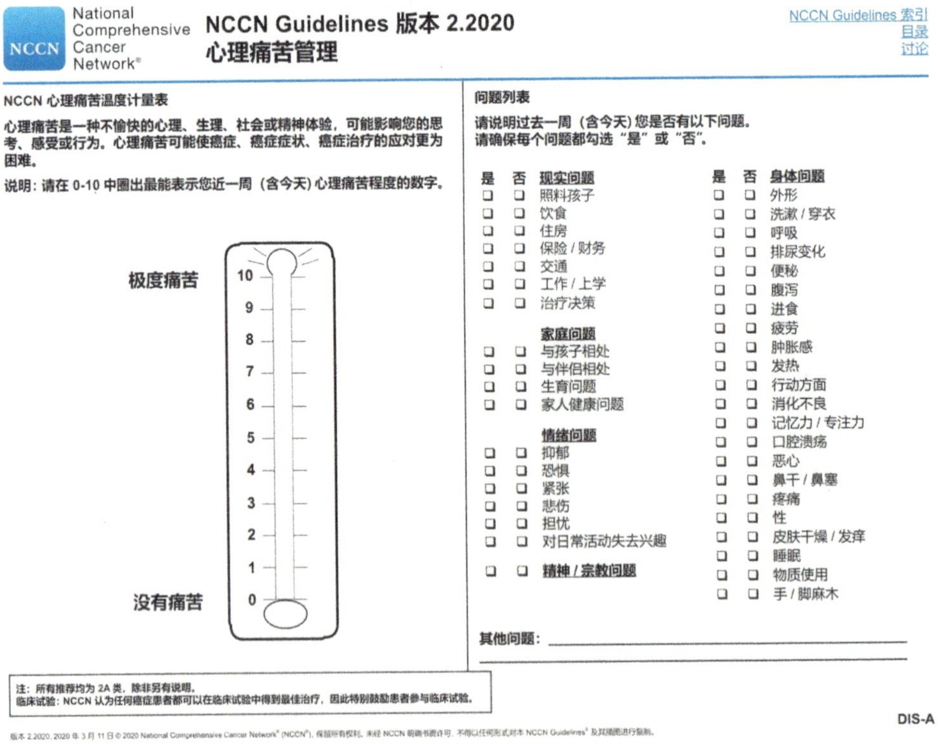

NCCN Guidelines 版本 2.2020
心理痛苦管理

NCCN Guidelines 索引
目录
讨论

NCCN 心理痛苦温度计量表

心理痛苦是一种不愉快的心理、生理、社会或精神体验，可能影响您的思考、感受或行为。心理痛苦可能使癌症、癌症症状、癌症治疗的应对更为困难。

说明：请在 0-10 中圈出最能表示您近一周（含今天）心理痛苦程度的数字。

极度痛苦 — 10
9
8
7
6
5
4
3
2
1
没有痛苦 — 0

问题列表

请说明过去一周（含今天）您是否有以下问题。
请确保每个问题都勾选"是"或"否"。

是	否	现实问题	是	否	身体问题
□	□	照料孩子	□	□	外形
□	□	饮食	□	□	洗漱/穿衣
□	□	住房	□	□	呼吸
□	□	保险/财务	□	□	排尿变化
□	□	交通	□	□	便秘
□	□	工作/上学	□	□	腹泻
□	□	治疗决策	□	□	进食
		家庭问题	□	□	疲劳
□	□	与孩子相处	□	□	肿胀感
□	□	与伴侣相处	□	□	发热
□	□	生育问题	□	□	行动方面
□	□	家人健康问题	□	□	消化不良
		情绪问题	□	□	记忆力/专注力
□	□	抑郁	□	□	口腔溃疡
□	□	恐惧	□	□	恶心
□	□	紧张	□	□	鼻干/鼻塞
□	□	悲伤	□	□	疼痛
□	□	担忧	□	□	性
□	□	对日常活动失去兴趣	□	□	皮肤干燥/发痒
			□	□	睡眠
□	□	**精神/宗教问题**	□	□	物质使用
			□	□	手/脚麻木

其他问题：_____

注：所有推荐均为 2A 类，除非另有说明。
临床试验：NCCN 认为任何癌症患者都可以在临床试验中得到最佳治疗，因此特别鼓励患者参与临床试验。

DIS-A

版本 2.2020, 2020 年 3 月 11 日 © 2020 National Comprehensive Cancer Network® (NCCN®)，保留所有权利。未经 NCCN 明确书面许可，不得以任何形式对本 NCCN Guidelines® 及其插图进行复制。

附图 1　心理评估量表

附表1 营养风险筛查2002（NRS 2002）评分单

姓名：　　　　性别：　　　　年龄：　　　　科室：　　　　住院号：　　　　诊断：

第一部分：人体测量（要求：空腹、免鞋、单衣，身高值、体重值分别精确至0.1 cm、0.1 kg）身高：_____m　体重：_____kg　BMI_____kg/m²

原体重：_____　　体重变化率：_____%　　变化时间：_____月

第二部分：营养筛查项目（取 A、B 两项评分的最高分）

评估项目		分值	评估日期				
A. 疾病评分	营养需求量轻度增加（骨折、慢性疾病轻度并发症、肝硬化、血液透析、一般肿瘤患者）	1					
	营养需求量中度增加（腹部大手术、脑卒中、重症肺炎、血液恶性肿瘤）	2					
	营养需求量重度增加（颅脑损伤、骨髓移植、APACHE 评分＞10 分的 ICU 患者）	3					
B. 营养状态评分	3 个月内体重减轻＞5% 或最近 1 周进食量（与需要量相比）减少 25%～50%	1					
	2 个月内体重减轻＞5% 或最近 1 周进食量（与需要量相比）减少 50%～75%	2					
	1 个月内体重减轻＞5%（或 3 个月内体重减轻＞15%）或最近 1 周进食量（与需要量相比）减少 75% 以上或 BMI＜18.5 kg/m²	3					
C. 年龄	≥ 70 岁	1					
总分（A+B+C）							
评估者签名：							
患者/家属签名：							

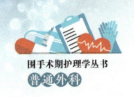

附表2 术前准备指导单

尊敬的_____先生/女士：

　　您好！您将于____月____日____时/（接通知）手术，现将术前准备工作以书面形式告知给您，请认真阅读，若有不明，请找当班护士。谢谢！

1. 请您配合以下打"√"的项目：
□体位、呼吸功能锻炼、戒烟戒酒：从决定手术开始
□术前谈话（医生、麻醉医生）：术前一天。若周一手术，可能提前至上周五
□皮肤准备：术前一天
□抽血（备血）：术前一天
□皮试：术前一天
□测体温、血压：手术当天送手术前

2. 请您在术前完成以下项目：
（1）术前一天剪指甲、去除指甲油、洗澡（洗肚脐）、洗头、禁烟酒；存足手术费用，以免影响术后治疗。
（2）术前一晚不得请假；请早睡，若入睡困难，请告知当班护士；0:00开始禁食禁饮到术后医务人员通知。
（3）术日晨可刷牙、洗脸、漱口，不能喝水，不能吃东西，请取下首饰、发夹、手表、眼镜和活动的假牙，把贵重物品交家属保管或存放在病房保险箱内。
（4）术日晨确保佩戴好手腕带，更换好病服，只穿一件病服，一条抽绳的病裤，不穿松紧带的病裤，不穿内衣裤和袜子，可穿外套，注意保暖。
（5）送手术前排空小便。
（6）手术当天留1名陪护人员（需要有核酸阴性结果）。
（7）术前、术后请勿与传染性疾病患者（如流感、结核患者等）接触，预防感染

3. 若您在术前出现发热（体温≥37.3 ℃）、感冒、咳嗽、喉咙痛、女性月经来潮，请及时告知医生或护士

附表3　术前准备患者接受度评价单

尊敬的患者/家属：

　　感谢您耐心听我们对手术前的准备及相关注意事项的讲解！为了解您对我们所讲内容的掌握程度，请您根据自己的掌握程度勾选（"√"）相对应的空格，感谢您的配合！

项目	了解	部分了解	不了解
1. 术前饮食种类			
2. 术前禁食禁饮时间			
3. 术前物品准备			
4. 手术前洗漱着装要求			
5. 呼吸功能锻炼方法			
6. 术后当天注意事项			
7. 术前体位训练方法			

患者/家属签字：
年　　月　　日

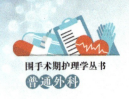

附表4 手术患者疼痛护理记录单

床号：_____ 姓名：_____ 性别：_____ 年龄：_____ 住院号：_____
入院日期：_____ 诊断：_____ 手术日期：_____
手术方式：_____
麻醉方式：□全麻 □腰硬联合麻醉 □硬膜外麻 □局麻 □其他_____
镇痛方案：_____ 自控镇痛泵（PCA）配药方案：_____

	日期	手术当天（清醒后）			术后第一天			术后第二天			术后第三天		
	时间	A	P	N	A	P	N	A	P	N	A	P	N
评分	疼痛部位												
	NRS评分												
	FAS评分												
	处理后评分												

	日期	手术当天（清醒后）			术后第一天			术后第二天			术后第三天		
	时间	A	P	N	A	P	N	A	P	N	A	P	N
护理措施	安慰患者												
	卧床休息												
	分散注意力												
	热敷												
	按压镇痛泵												
	通知医生												
	理疗												
患者拒绝治疗													
是否使用自控镇痛泵（PCA）：□是 □否													
不良反应		□无 □恶心呕吐 □头晕			□无 □恶心呕吐 □头晕			□无 □恶心呕吐 □头晕			□无 □恶心呕吐 □头晕		
责任护士签名													

注："A"指白班，"P"指晚班，"N"指夜班。

附表5 跌倒/坠床风险评估单

床号：　　姓名：　　住院号：　　性别：　　入院诊断：

评估项目		分值	评分	评估日期				
最近一年曾有不明原因跌倒经历		1						
意识障碍		1						
视力障碍（单盲、双盲、弱视、白内障、青光眼、眼底病、复视等）		1						
活动障碍、肢体偏瘫		3						
年龄≥65岁		1						
体能虚弱（生活能部分自理，白天过半时间要卧床或坐椅）		3						
头晕、眩晕、体位性低血压		2						
服用影响意识或活动的药物	散瞳剂	1						
	镇静安眠剂	1						
	降压利尿剂	1						
	镇挛抗癫剂	1						
	麻醉止痛剂	1						
住院时无家人或其他人员陪伴		1						
评估总分								
评估者签名								
患者/家属签名								

附表 6 Waterlow 压疮风险评估单

| 床号： | 姓名： | 住院号： | 性别： | 入院诊断： |

评估项目		分值	评分	评估日期			
体形	正常	0					
	偏胖	1					
	肥胖	2					
	消瘦	3					
危险部位的皮肤类型	正常	0					
	菲薄	1					
	干燥	1					
	水肿	1					
	颜色异常	2					
控便能力	正常/留置尿管	0					
	偶失禁	1					
	腹泻/小便或大便失禁	2					
	大小便失禁	3					
活动情况	正常	0					
	躁动	1					
	活动少	2					
	活动受限	3					
	活动迟缓/牵引	4					
	固定体位	5					
药物治疗	大剂量类固醇药物/细胞毒性药/大剂量抗菌素	4					
性别与年龄	男	1					
	女	2					
	14～49 岁	1					
	50～64 岁	2					
	65～74 岁	3					
	75～80 岁	4					
	＞80 岁	5					

续上表

床号：　　　姓名：　　　住院号：　　　性别：　　　入院诊断：

评估项目		分值	评分	评估日期					
饮食与食欲	正常	0							
	差	1							
	鼻饲	2							
	流质	2							
	禁食	3							
	厌食	3							
组织营养不良	恶病质	8							
	心衰	5							
	外周血病	5							
	贫血	2							
	抽烟	1							
神经性障碍	糖尿病	4～6							
	多发性硬化症	4～6							
	脑血管意外	4～6							
	中风	4～6							
	感觉受限	4～6							
大手术/创伤	腰以下/脊椎手术	5							
	手术时间＞2h	5							
评估总分									
责任护士签名									

评估总分：10分≤总分≤15分为危险；15分≤总分≤20分为高度危险；总分＞20分为非常危险。

根据压疮风险评估表，评分为危险的患者，随时有可能发生压疮，我们会尽力帮助患者减少压疮发生和发展的风险，希望得到患者和家属的理解和配合

患者/家属签字：
　　　　年　　月　　日

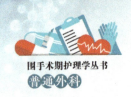

附表 7　深静脉血栓风险评估单

| 床号： | 姓名： | 住院号： | 性别： | 入院诊断： |

	评估项目	分值	评分	评估日期				
41～60岁	下肢水肿（现存的）	1分						
	肉眼可见的静脉曲张							
	急性心肌梗死							
	充血性心力衰竭							
	计划性小手术（手术时间＜45 min）							
	大手术史（手术时间＞45 min，1月内）							
	妊娠期或产后（1月内）							
	超重或肥胖（BMI＞25 kg/m²）							
	严重的感染，如肺炎							
	肺部疾病（如肺气肿或COPD）							
	服避孕药或激素替代治疗							
	炎症性肠病史（包括溃疡性结肠炎、克罗恩病）							
	卧床或活动受限，包括可拆卸的脚腿支具（＜72 h）							
	不明原因死产，习惯性流产（＞3次），早产伴有新生儿毒血症或发育受限							
	其他：BMI＞40 kg/m²、吸烟、糖尿病、输血、手术时间＞2 h。每评估1项高危因素为1分，累计得分							
61～74岁	石膏固定（1月内）	2分						
	患者需要卧床＞72 h							
	中心静脉置管（包括CVC、PICC、输液港）							
	大手术（手术时间＞45 min，包括关节镜及腹腔镜手术）							
	恶性肿瘤（既往或现患，包括皮肤癌，不包括黑色素瘤）							

续上表

床号：	姓名：	住院号：	性别：	入院诊断：			
	评估项目	分值	评分	评估日期			
≥75岁	增加血栓形成风险的阳性血液检查指标（个人或家族史）	3分					
	血栓家族史						
	深静脉血栓/肺栓塞史						
	择期髋或膝关节置换手术	5分					
	急性脊髓损伤（瘫痪）（1月内）						
	髋关节、骨盆或下肢骨折						
	严重创伤（如坠落、车祸造成的多发骨折）						
	评估总分						
	责任护士签名						
评估总分：0～1分为低危，1～2分为中危，3～4分为高危，≥5分为极高危							

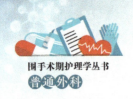

附表8 深静脉血栓形成护理措施

项目	护理措施	执行日期				
基本预防	避免脱水					
	避免感染					
	避免下肢静脉穿刺					
	戒烟、戒酒					
	控制血糖、血脂					
	低脂饮食					
	早期活动					
物理预防	间歇充气加压装置					
	梯度压力弹力袜					
	足底静脉泵					
药物预防	那屈肝素钙					
	利伐沙班					
患者基本情况	D-二聚体					
	血小板					
	凝血酶原时间					
	体重指数（BMI）					
	下肢动静脉彩超					
	足背动脉搏动					
	下肢皮温（上左下右）					
	小腿腿围（上左下右）					
	Homans征（上左下右）					
	责任护士签名					
	质控护士签名					

附表 9　住院患者营养不良风险护理措施

护理措施	执行日期					
1. 床尾悬挂"NRS 2002 ≥ 3 分"警示标识						
2. 入院时向患者/家属介绍病室环境及注意事项						
3. 告知患者标识牌的作用及注意事项						
4. 指导患者掌握防跌倒的方法						
5. 派发营养宣教手册						
6. 指导患者或家属测量体重的方法及注意事项						
7. 发放"食物营养成分速查圆盘"给患者,指导使用方法						
8. 口服营养制剂患者自备有刻度透明水杯						
9. 按医嘱留陪护一名,患者外出检查须有专人陪同						
10. 请营养科会诊						
11. 制订患者每日所需的热量计划表						
12. 记录患者每日摄入的热量						
13. 床边饮食宣教,指导口服营养补充剂的冲调方法						
14. 监测患者的营养指标(白蛋白、前白蛋白等)						
15. 告知患者营养不良可能出现的并发症(伤口愈合延迟、肠道水肿)						
责任护士签名						
质控护士签名						

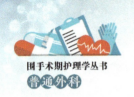

附表 10　住院患者跌倒 / 坠床风险护理措施

护理措施	执行日期					
1. 床头悬挂"跌倒风险"警示标识						
2. 入院时向患者 / 家属 / 陪护介绍病室环境及安全设施						
3. 指导患者 / 家属 / 陪护使用呼叫铃						
4. 教育患者 / 家属 / 陪护预防跌倒的方法及注意事项						
5. 指导患者勿跨越床栏下床						
6. 把患者需要的物品（水杯、尿壶等）放置妥当						
7. 按医嘱留陪护一名，在夜间将陪人床紧邻患者床栏放置						
8. 确保病室内、浴室内灯光明亮及地板干燥						
9. 行人道通畅，没有障碍物						
10. 患者卧床时上床栏，加强巡视						
11. 告知患者有护士 / 家属 / 陪护协助下方可下床活动						
12. 患者下床前，确认已穿着防滑的鞋子，并于床边悬双脚至少 2 分钟						
13. 助行器摆放在患者容易取用的位置						
14. 使用平车外出检查的患者，应加用安全带及上床栏						
15. 步态不稳的患者外出检查必须有家属及护送人员陪同						
16. 坐轮椅时系上安全带						
17. 给予患者合身衣物，勿穿滑底鞋，以免滑倒						
18. 指导患者穿脱袜子、鞋、裤子应坐着进行						
19. 评估患者现用药物的效果及副作用						

续上表

护理措施	执行日期					
20．楼梯要有扶手，并有方便的照明开关						
21．浴室、洗手间、厕座应有稳固、结实的扶手方便进出						
22．睡床离地高低要适当，从床垫面至地板高度为 45～48 cm						
23．必要时经患者或家属同意使用约束带						
24．加强床上生活护理，协助擦浴，就餐，床上洗头及二便护理，加强肌肉训练						
责任护士签名						
质控护士签名						

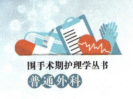

附表 11 Waterlow 压疮风险护理措施

护理措施		执行日期					
1. 体位转换	鼓励转动体位						
	帮助变换体位						
	每天下床坐椅子						
	其他						
2. 减少摩擦力和剪切力	移动患者时正确使用移动技巧						
	摩擦点处粘贴保护膜						
	保持半坐卧位,床头抬高≤30°,特殊情况除外						
	其他						
3. 压力减缓用具的使用	气垫床、翻身床、悬浮床、波浪床						
	肘部和足后跟使用压力减缓装置						
	翻身枕						
	水垫						
	其他						
4. 皮肤护理	每天定时检查皮肤情况,特别是受压部位						
	帮助患者做好个人卫生,如床上浴、更换衣物						
	当皮肤弄脏时及时清洁						
	干性皮肤使用润肤霜						
	受刺激物浸润区域使用皮肤保护物						
	使用纸尿片或纸尿裤						
	使用尿套						
	留置导尿管						
	大便失禁者安装造口袋或收集器材						
	其他						

续上表

护理措施		日期				
5. 营养支持	合适的热量和蛋白质的摄入					
	请营养师会诊					
	鼻饲					
	静脉营养					
	监测饮食摄入和排出					
	其他					
质控护士签名						
责任护士签名						

备注：病情危重、大手术后、长期卧床、大小便失禁、腹泻、营养不良、行动不便等患者，责任护士应进行高危压疮评估。该评分值在15分以上（含15分）的，每周至少评估1次，病情变化时应随时评估，并且每班记录皮肤情况

参考文献

［1］蔡光蓉，于莉莉. 音乐疗法在肿瘤临床的研究进展［C］. 中国广州：2004：6.

［2］陈孝平，汪建平，赵继宗. 外科学［M］. 9版. 北京：人民卫生出版社，2020：238-246，456-464.

［3］陈孝平，汪建平. 外科学［M］. 8版. 北京：人民卫生出版社，2013.

［4］程春燕，张阳，陈长英. 国外癌症患者疾病进展恐惧干预研究进展［J］. 中国护理管理，2019，19（10）：1586-1590.

［5］STANDRING S. 格氏解剖学［M］. 41版. 丁自海，刘树伟，译. 济南：山东科学技术出版社，2017.

［6］何少颖. 运动疗法对神经症治疗的研究［J］. 健康心理学杂志，2003（1）：56-57.

［7］贺清明，刘鹏飞. 外科护理学［M］. 南京：南京大学出版社，2014：201-205.

［8］李大林. 综合外科疾病诊治与围手术期管理［M］. 长春：吉林科学技术出版社，2017：455-458.

［9］李乐之，路潜. 外科护理学［M］. 5版. 北京：人民卫生出版社，2012.

［10］李乐之，路潜. 外科护理学［M］. 6版. 北京：人民卫生出版社，2017：294，343.

［11］潘燕军，邱亚君，吴冷西. 关于有氧运动对心境状态及心理健康影响的研究［J］. 浙江体育科学，2007（3）：126-128.

［12］孙凤英，周琦. 中医五行音乐干预对肺癌静脉化疗患者负性情绪的影响［J］. 护理学杂志，2015，30（15）：35-37.

［13］陆箴琦，裘佳佳. 乳房重建临床护理实践［M］. 上海：上海科学技术出版社，2021：93-106.

［14］杨宝峰，陈建国. 药理学［M］. 9版. 北京：人民卫生出版社，2018.

［15］NETTER F H. 奈特人体解剖学彩色图谱［M］. 7版. 张卫光译. 北京：人民卫生出版社，2019：247-250.

［16］SLEE A, NAZARETH I, BONDARONEK P, et al. Pharmacological treatments for generalized anxiety disorder: a systematic review and network meta-analysis［J］. Lancet，2019，393